전두탈모에서 발톱질환까지
한의원에서 치료하세요

전두탈모에서 발톱질환까지
한의원에서 치료하세요

1판 1쇄 발행  2025년 11월 21일

저자  서상원

편집  문서아    마케팅·지원  이창민

펴낸곳  (주)하움출판사    펴낸이  문현광

이메일  haum1000@naver.com    홈페이지  haum.kr
블로그  blog.naver.com/haum1000    인스타그램  @haum1007

ISBN  979-11-7374-244-6 (03510)

좋은 책을 만들겠습니다.
하움출판사는 독자 여러분의 의견에 항상 귀 기울이고 있습니다.
파본은 구입처에서 교환해 드립니다.

이 책은 저작권법에 따라 보호받는 저작물이므로 무단전재와 무단복제를 금지하며,
이 책 내용의 전부 또는 일부를 이용하려면 반드시 저작권자의 서면동의를 받아야 합니다.

全 頭 脫 毛
## 전두탈모에서 발톱질환까지

> 머리에서 발끝까지

# 한의원에서 치료하세요

하움

\*

이 책에 수록된 모든 이미지는 서상원한의원의 소유입니다.
무단 복제, 배포, 사용을 금합니다.

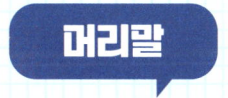

서상원 한의원 문을 연 지 10년이 조금 넘었습니다.[1]

10여 년간의 치료 사례를 모아보았습니다.[2]

**1. 질환별로 분류하다 보니, 손톱 발톱 관련 질환이 눈에 띄어서 한데 모아보았습니다. 손톱 발톱을 주제로 광고도 내게 되었습니다.**

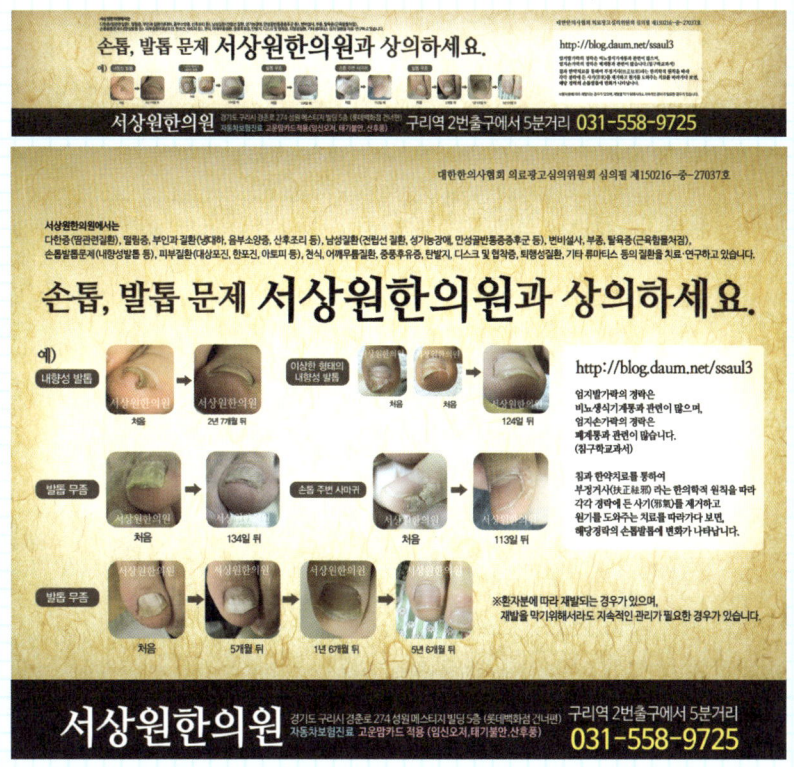

---

1) 2025년 재판을 준비중인 현재는 20년이 되었습니다.
2) 재판에서는 몇가지가 더 추가되었습니다.

손톱 발톱 관련 질환은 손톱 발톱만의 문제는 아닙니다.

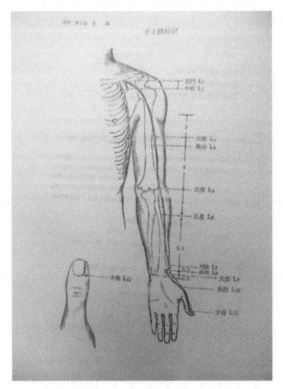

수태음폐경手太陰肺經
전국한의과대학 침구학교과서

엄지손가락으로는 수태음폐경락이 흐릅니다. 침과 한약치료를 통하여 폐장의 기를 살려주면, 폐장의 기능이 회복되면서 엄지손가락 끝까지 효과가 전해집니다. 이렇게 엄지손톱의 상태도 좋아지게 됩니다.

엄지발가락으로는 족태음비경락과 족궐음간경락이 흐릅니다. 침과 한약 치료를 통해서 비장과 간장의 기氣를 살려주면, 비장과 간장의 기능이 회복되면서 엄지발가락끝까지 효과가 전해집니다. 결국, 병들어있던 엄지발톱은 없어지고, 건강한 새 발톱이 자라나게 됩니다.

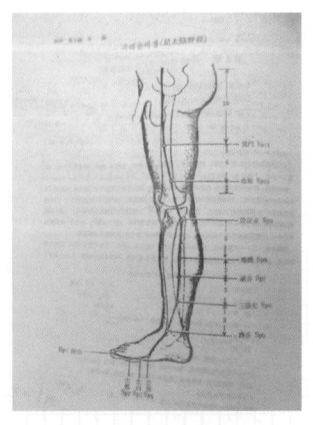

족태음비경足太陰脾經
전국한의과대학침구학 교과서

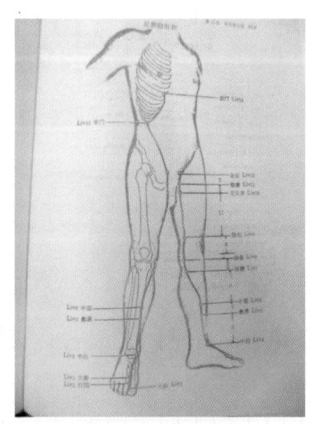

족궐음간경足厥陰肝經
전국한의과대학 침구학 교과서

아무쪼록 손톱 발톱 질환으로 고생하시는 분들께 희소식이 되었으면 합니다.

## 2. 그밖에 여러 다양한 질환의 치료 사례를 모아보았습니다.

소소한 사례에서부터 비교적 괜찮은 사례까지 다양합니다. 일반인들이 한의학적 치료를 이해하는 데에 도움이 될 것이라고 생각합니다.

아래는 이러한 사례 중 몇 가지를 모아놓은 광고입니다.

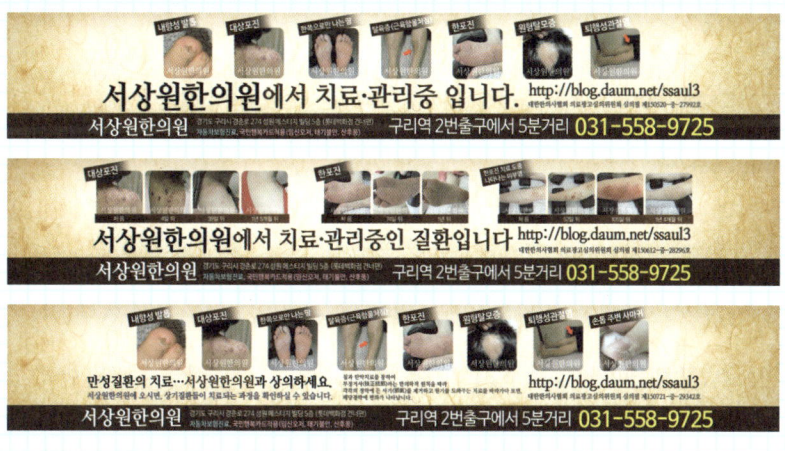

이 사진은 손톱 발톱 이외의 여러 사례 중 몇 가지를 뽑아 만든 (의료광고심의를 받은) 광고들입니다.

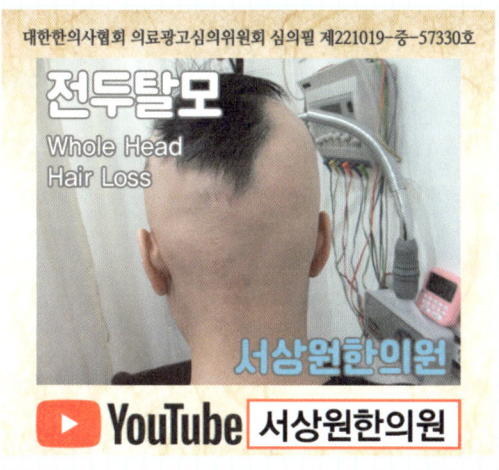

재판再版에서 추가된 (의료광고심의를 받은) 광고입니다.

## 3. 그리고, 치료 과정에서 나타난 명현현상瞑眩現象들을 기록했습니다.

명현현상은 한의학에서 환자가 치유되는 과정에서 나타나는 생태반응生態反應입니다.

비유를 해보자면, 오래 쓰지 않아 녹슬어있던 기계가 시동이 걸리고 움직이기 시작했을 때 삐그덕 삐그덕 불편한 소리가 나는 것과 유사합니다. 지저분한 방을 청소하자면 청소하는 동안은 방안이 먼지로 가득차게 되지만, 머지않아 먼지가 다 날아가고 깨끗해진 방이 나타나게 됩니다.

사람에게서도 마찬가지입니다. 병들어 오랫동안 순환이 안되던 부분이 순환이 되기 시작하면서, 안아프던 곳이 여기저기 아파오기도 합니다. 그러다가 회복됩니다. 숨어있던 생명력이 살아나 기지개를 켜면서 명현현상이 나타납니다. 또, 병든 몸의 독소毒素가 빠져나가면서, 대소변의 형태가 달라지기도하고, 피부염이 올라와서 불편합니다만, 다시 회복됩니다.

명현현상이 있느냐 없느냐에 대해서 학계에서는 아직도 의견이 분분하지만 제가 경험한 바로는 명현현상은 실재實在합니다.

명현현상이 실재한다는 것을 알고, 한의사가 미리 환자에게 이런 저런 명현반응이 나타날 수 있다고 말해줄 수 있다면 좋을 것입니다. 그렇다면, 환자가 잘 치료되고 있는 와중에, 처음보는 증상의 출현으로 인해, 겁을 먹고 치료를 중단하고 도망가는 일이 많이 줄어들 것입니다.

마지막으로, 저를 믿고 따라와 주신 모든 환자분들께 감사의 말씀을 전합니다.

## 일러두기

**1.** 이 책은 2018년 4월 출간된 '손톱 발톱 문제, 한의원에서 치료하세요(부제: 사람들이 잘 모르는 한의원에서 치료되는 질환들)' 책의 재판再版입니다. 재판을 내면서 제목을 수정했습니다.

**2.** 사진으로 비교 설명이 가능한 사례들을 위주로 실었습니다.

**3.** 책에 올린 사례들은 모두 제가 직접 진료한 분들의 기록입니다. 사진들은 모두 환자분들의 동의를 얻은 것입니다.

**4.** 한의원 내 TV에 홍보영상으로 쓰기 위해 만들어 둔 사진들을 거의 그대로 가져온 것이라 예쁘지 않은 사진들이 많습니다.
사진의 설명을 위해 사진 위에 글자 및 기호를 첨부한 것들도 제가 직접 한 것이라서 역시 예쁘지 않은 사진들이 많습니다. 양해바랍니다.[3]

**5.** 짧은 기간 동안 치료한 사례도 올렸습니다.

**6.** 치료 사례를 설명하면서 한의학적 정설이 아닌 개인적인 의견을 말하는 곳이 군데군데에 있습니다.

**7.** 재판에 추가된 치료사례는 목차에 ❋를 표시하여 초판의 사례와 구별할 수 있도록 하였습니다.
초판 ❋ 보통글씨체
재판 ❋ **굵은글씨체**

---

[3] 재판再版에서는 최대한 사진을 예쁘게 구성해보았습니다.

## 목차

**머리말** | 5
**일러두기** | 9

---

### 1
## 손톱 발톱 (주변) 문제 및 관련된 여러 질환들

---

### 1) 손톱 발톱 관련 광고에 실린 사례 · 22

- 51세 여성 류머티즘 환자의 내향성 발톱 | 22
- 41세 여성 이상한 형태의 내향성 발톱과 디스크·생리 문제 | 27
- 75세 남성 두꺼워진 발톱과 중풍 및 전립선질환 | 29
  〈중풍 환자와 두꺼운 발톱〉
- 14세 남학생 엄지손가락 사마귀 | 32
- 54세 여성 오랜 고질병 환자의 발톱무좀 | 35

### 2) 기타 관련 사례 · 40

**1. 엄지발가락 경락과 전립선 관련 질환**

- 57세 남성 엄지발톱과 전립선 질환 | 40
- 46세 남성 내향성 발톱과 유사 전립선 질환 | 42
- 45세 남성 족궐음간경(足厥陰肝經)·족태음비경(足太陰脾經)과 전립선 질환 | 44

- 17세 남학생 엄지발톱과 만성 골반 통증 증후군(CPPS) | 47

  〈만성 골반 통증 증후군(Chronic Pelvic Pain Syndrome)〉

- 61세 남성 엄지발가락에 나타난 변화와 만성 골반 통증 증후군(CPPS) | 49

  〈위 두 사례의 공통점 – 수술 후유증 관리에 대하여〉

## 2. 엄지발톱과 뇌·척추 관련 질환

- 68세 남성 두껍고 지저분한 엄지발톱과 파킨슨씨병 | 52

  〈골반 순환은 머리 쪽의 순환도 돕습니다.〉

- 56세 여성 두껍고 검은 엄지발톱과 척추관 협착증 | 55

  〈중풍 환자 및 척추관 협착증 환자들과 두꺼워진 발톱〉

- 51세 여성 두꺼운 엄지발톱과 어지럼증, 허리 통증, 무릎 통증 | 60

- 46세 여성 심각한 우울증 환자의 엄지발톱과 노인성 관절염 | 62

- 18세 남학생 엄지발가락의 족궐음간경과 요통 두통 | 66

  〈위의 세 가지 사례 (● 51세 여성 두꺼운 엄지발톱과 어지럼증 및 허리 통증, 무릎 통증 ● 46세 여성 심각한 우울증 환자의 엄지발톱과 노인성 관절염 ● 18세 남학생 엄지발가락의 족궐음간경足厥陰肝經과 요통 두통)의 공통점〉

## 3. 엄지발가락 경락과 월경月經

- 17세 여학생 이상한 형태의 엄지발톱과 생리불순 | 69
- 44세 여성 엄지발가락 관절(무지 외반증)과 생리통 | 72

## 4. 손톱 (주변) 문제

- 70세 여성 내향성 엄지손톱 | 75
- 52세 여성 엄지손톱 조갑박리증爪甲剝離症 | 76

- 56세 남성 쭈글쭈글한 엄지손톱 | 77
  〈위의 두 사례 ' 70세 여성 내향성 엄지손톱  56세 남성 쭈글쭈글한 엄지손톱'의 공통점〉
- 12세 남학생 손톱 흰 반점 | 81
- 1살 남아 쭈글쭈글한 엄지손가락 피부 | 83

## 5. 기타 손톱발톱 주변 문제
- 42세 남성 사마귀 | 85
- 41세 여성 4번째 손가락 사마귀 | 86
- 49세 남성 두꺼운 발톱무좀 | 87
- 66세 여성 두껍고 검은 엄지발톱과 고관절통증 | 88

# 2 기타 질환별 치료 사례

### 구내염口內炎 구창口瘡
- 81세 여성 복숭아뼈가 부어올랐어요. 입이 헐어요. | 90

### 남성 질환 · 여성 질환
- 30세 여성 난임증難姙症 | 93

## 다한증多汗症 (땀 관련 질환)

- 34세 남성 한쪽으로만 나는 땀 　|　 95
- 37세 여성 수족다한증手足多汗症 　|　 99

## 디스크 및 협착증 등 척추 질환

- 43세 남성 척추분리증 환자의 요통 (짧은 기간의 치료 사례) 　|　 102

## 목 주변(턱 포함)의 질환들

- 29세 여성 목에 이물감 　|　 104
- 18세 남학생 설사병이 잡히면서, 좋아지는 목의 피부 색깔 　|　 106
- 62세 여성 목 주변과 사타구니 쪽 피부가 검고, 가려워요. 　|　 108

〈위 3가지 사례의 공통점 - 목주변과 골반강 사이의 관련성〉

## 배꼽

- 13세 여학생 배꼽에 때가 끼고, 변비가 심해요. 생리를 안 해요. 　|　 111
- 6세 남아 배꼽에 때가 끼고, 배가 자주 아파요. 　|　 113

〈위 2 사례의 공통점 - 배꼽과 임맥任脈〉

## 부종

- 77세 여성 요흔성 부종 (Pittyng edema) 　|　 115
- 50세 여성 한쪽 다리가 부어요. 　|　 118
- 85세 남성 요흔 부종 Pitting Edema 　|　 120

## 뼈가 튀어나오는 골관절염

- 56세 남성 어깨 관절에 튀어나온 뼈 | 123
- 46세 남성 운동 중 타박에 의한 염증 (1회 침 시술의 효과) | 124

## 설진(舌診 혀 진찰 관련)

- 56세 여성 갈라진 혀 | 125
- 50세 여성 푸른색을 띠는 혀 | 127
- 47세 남성 메말라 있는 혀 | 128

## 수족냉증手足冷症

- 14세 여학생 손가락 끝 마디가 검어요. (자줏빛) | 132
- 81세 남성 중풍 후유증으로 인한 손가락 냉증冷症 | 134

## 얼굴색

- 48세 여성 회색빛 얼굴색 | 136
- 52세 여성 갱년기 허열虛熱로 인한 안면홍조 | 138
- 75세 여성 언제나 붉은 얼굴 | 139
- 79세 여성 중증 암 환자의 얼굴색 | 140

## 좌우불균형

- 63세 여성 손바닥 색깔이 좌우가 달라요. | 142

## 중풍 후유증

- 81세 남성 중풍후유증 | 143

## 천식
- 71세 남성 폐부전증 | 147

## 탈모(脫毛 털 관련 질환)
- 47세 남성 원형탈모 | 148
- 23세 남성 원형탈모 | 149
- 73세 여성 갑자기 생긴 종아리 다모증(多毛症) | 150
- **24세 여성 전두탈모 全頭脫毛 | 154**

## 탈육증脫肉症
- 52세 여성 한쪽 종아리 근육이 패어 있어요. | 156
  〈'◆45세 남성 족궐음간경足厥陰肝經·족태음비경足太陰脾經과 전립선 질환'과 위 사례의 공통점〉
- 81세 남성 합곡혈合谷穴 함몰 | 160
- 57세 남성 심한 오십견으로 인한 근위축筋痿縮 | 161

## 퇴행성관절염
- 70세 여성 퇴행성 무릎 관절염 | 163

## 피부질환(건선, 대상포진, 사마귀, 아토피, 한포진 등)

### 건선
- 55세 여성 건선 | 165

### 대상포진
- 58세 여성 대상포진 | 167

- 80세 여성 대상포진    |    170
- 48세 남성 대상포진    |    172
- 76세 여성 대상포진    |    174

### 사마귀
- 14세 남학생 엄지손가락 사마귀    |    175
- 28세 남성 손가락 발가락 사마귀    |    176
- 43세 남성 발목 사마귀    |    181
- 42세 남성 사마귀 – '5. 기타 손톱발톱 주변 문제'편에서 소개    |    183
- 41세 여성 4번째 손가락 사마귀 – '5. 기타 손톱발톱 주변 문제'편에서 소개 | 184

### 상세불명의 피부염
- 22세 남성 턱쪽 피부염    |    185

### 아토피
- 25세 남성 성인이 되어 나타난 아토피    |    186

### 자반증
- 85세 남성 자반증    |    191

### 한포진
- 57세 여성 중증 당뇨 환자의 한포진    |    192

### 화폐상습진
- 58세 남성 화폐상습진    |    198

## 기타 중증질환
- 79세 여성 중증 암 환자    |    201
- 64세 남성 건선(피부 질환)으로 진단받은 대장암 환자    |    203

- 57세 남성 전립선암 환자 이야기　|　204
  〈암환자 및 기타 중증 환자 분들과 대학병원〉

# 3 명현현상瞑眩現象에 대하여

1) 명현현상에 대하여 · 208

2) 임상臨床에서 본 명현현상 · 210

### 1. 독소毒素 배출 기전으로 보이는 경우

**1** 가려움, 발진 등으로 나타난 경우　　　　　　　　　　　　210

- '45세 남성 족궐음간경(足厥陰肝經)·족태음비경(足太陰脾經)과 전립선 질환'에서 소개된 사례　|　210
- '61세 남성 엄지발가락에 나타난 변화와 만성 골반 통증 증후군(CPPS)'에서 소개된 사례　|　210
- '18세 남학생 엄지발가락의 족궐음간경足厥陰肝經과 요통'에서 소개된 사례　|　211
- '81세 남성 중풍후유증'에서 소개된 사례　|　212
- '73세 여성 갑자기 생긴 종아리 다모증(多毛症)'에서 소개된 사례　|　212

- ✅ '57세 여성 중증 당뇨 환자의 한포진'에서 소개된 사례 | 213
- ✅ 4세 여아 소아 변비 환자의 명현 | 214
- ✅ 75세 여성 협착증 치료 도중 나타난 현상 | 215
- ✅ 4세 남아 (3돌 무렵) 방광염 | 218

**2 발가락 습진 형태로 보이는 명현 (곰팡이가 피어나는 경우도 있습니다!!) 220**

- ✅ 50세 여성 곰팡이 | 220
- ✅ '54세 여성 오랜 고질병 환자의 발톱 무좀'에서 소개된 여자분 곰팡이 | 223

**3 병변의 위치가 변하면서 사라지는 경우도 있습니다. 223**

- ✅ '34세 남성 한쪽으로만 나는 땀'에서 소개된 사례 | 223

**4 병변의 크기가 더 커지면서 사라지는 경우도 있습니다. 224**

- ✅ '55세 여성 건선'에서 소개된 사례 | 224
- ✅ '58세 남성 화폐상습진'에서 소개된 사례 | 224

**5 기타 배출 기전 (위장 장애 및 대소변의 변화 등) 225**

A. 위장 장애 | 225

B. 대소변의 변화 | 227

C. 땀과 콧물 | 227

D. 냉대하冷帶下 및 생리의 변화 | 228

## 2. 통증으로 나타나는 경우

- '51세 여성 류머티즘 환자의 내향성 발톱'에서 소개된 사례 | 228
- '44세 여성 엄지발가락 관절(무지 외반증)과 생리통'에서 소개된 사례 | 229
- 50세 여성 변비 환자의 대장경大腸經으로 나타난 통증 | 229
- 전신 통증을 호소하는 경우도 있습니다. | 229

## 3. 기혈氣血의 이동에 따른 결과

### 1 손발이 마르는 경우가 있습니다.    230

- 52세 여성 | 230
- 42세 여성 | 231
- 41세 남성 삼초경三焦經으로 손가락이 마릅니다. | 233

### 2 머리칼이 빠졌다가 다시 좋아집니다.    235

### 3 탈육脫肉 현상이 보이다가 다시 좋아지는 경우가 있습니다.    235

- 44세 여성 디스크 질환 치료 도중 나타난 탈육증脫肉症 | 235
- 46세 남성 삼음교혈三陰交穴 부근이 함몰되었다가 회복됩니다. | 236

### 4 마른 기침의 환자가 가래가 생기면서 좋아집니다.    238

- '79세 여성 암 환자의 얼굴색'에서 소개된 사례 | 238

### 4. 기타

**1** 뼈가 튀어나왔다가 사라지는 경우도 있습니다.                           239

- '44세 여성 엄지발가락 관절(무지외반증)과 생리통'에서 소개된 사례  |  239
- 46세 여성 유사 강직성 척추염 환자  |  240
- 55세 남성  |  243
  〈위 3 사례의 공통점〉

**2** 숨겨져 있던 증상이 나오기도 합니다.                                  246

**3** 오한惡寒이 오기도 합니다.                                           246

## 3) 명현현상은 실재합니다. · 247

**맺음말**  |  248

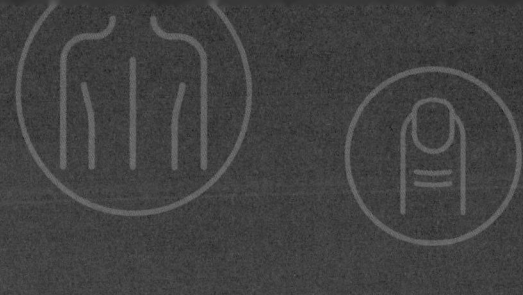
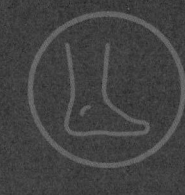
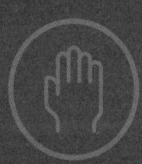
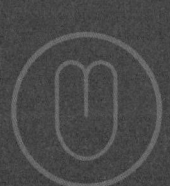

# 1

# 손톱 발톱 (주변) 문제와 관련된 여러 질환들

먼저 손톱 발톱 관련 광고에 실린 5가지 사례들을 보고
이후에 유사한 관련 사례들을 보겠습니다.

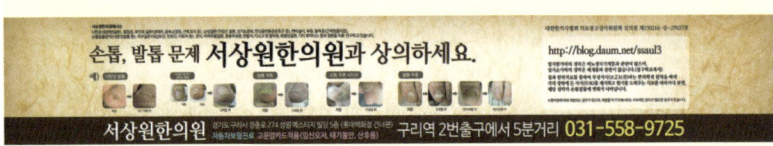

손톱 발톱 관련 광고에 실린 5가지 사례

# 1 손톱 발톱 관련 광고에 실린 사례

###  51세 여성
### 류머티즘 환자의 내향성 발톱

대학병원에서 류머티즘 약을 복용하신 지 5년 정도 되었을 무렵에 한의원에 찾아오셨습니다.

- 많은 류머티즘 환자들처럼 온몸의 통증을 호소합니다.
- 폐 심장 위장 대장 자궁 등 병들지 않은 장부를 찾기가 어렵습니다.[4]
- 어깨 상부 승모근 부위를 만져보면 돌덩이같이 딱딱합니다.
- 내향성 발톱이 심합니다. (아래 사진)

처음에 내원하셨을 때
- 2층 한의원 계단을 오르내리기가 힘들다고 호소하셨던 것이 기억납니다.[5]

---

4) 망문문절望聞問切이라는 한의학적 진단의 결과입니다.
5) 당시엔 한의원이 엘리베이터 없는 건물 2층에 있었습니다.

하루 이틀 지나면서

- 계단 오르내리기가 한결 쉬워집니다.

그날 이후로 꽤 오랜 기간 한의원과 인연을 맺게 되었네요.
이후 여러 불편한 증상들을 치료하면서 나타난 변화를 관찰해보았습니다.

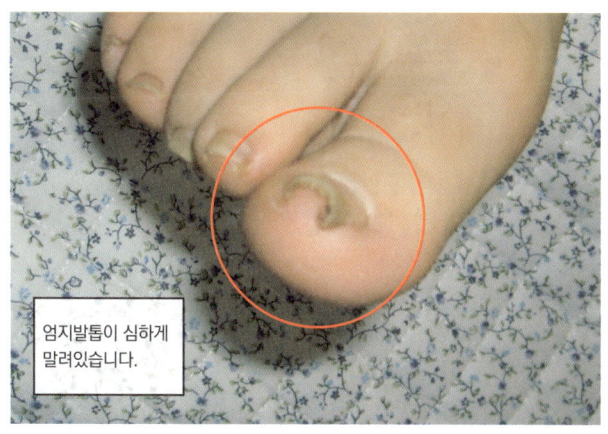

**처음**
굳이 류머티즘이라는 병명이 아니더라도 사진만 보아도
발톱의 통증이 전해져 오는 것 같습니다.

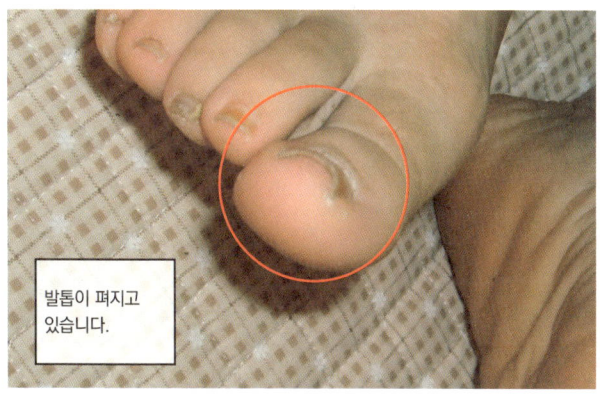

**4개월 뒤**
발톱이 펴지는 게 눈에 보이기 시작합니다.

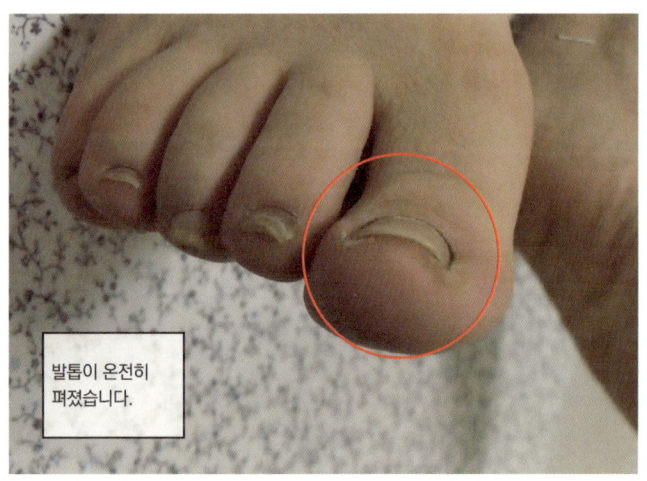

**2년 7개월 뒤**
엄지발톱 모양이 정상적입니다.

발톱이 온전히 펴졌습니다.

- 엄지발톱이 정상 모습을 찾아가면서 특이한 변화가 나타납니다.

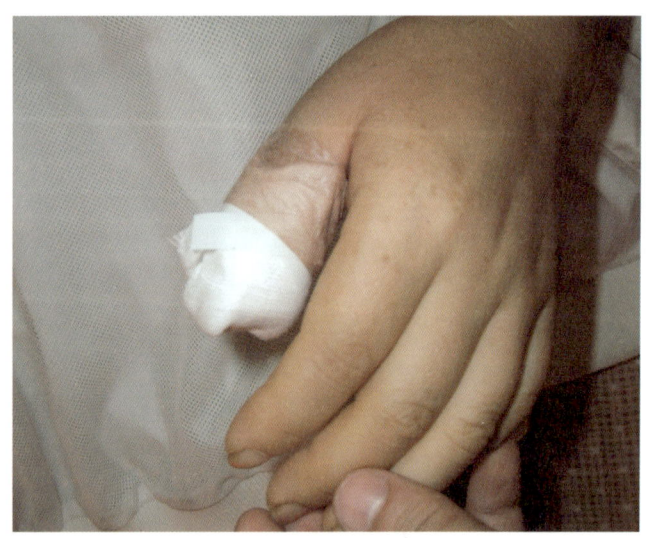

**내원 4개월 무렵**
엄지손가락이 무척 아파옵니다.
응급실에 가서 진통제까지 맞으셨는데도 통증이 전혀 진정되지 않습니다.

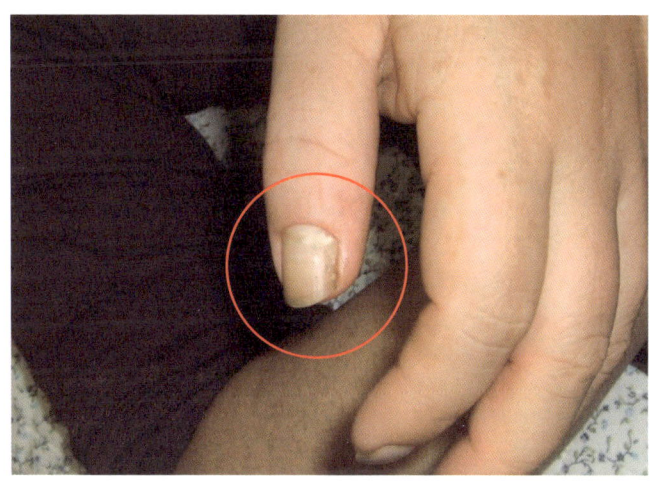

**내원 6개월 무렵**
통증이 있었던 당시의 여파가 남아있습니다.

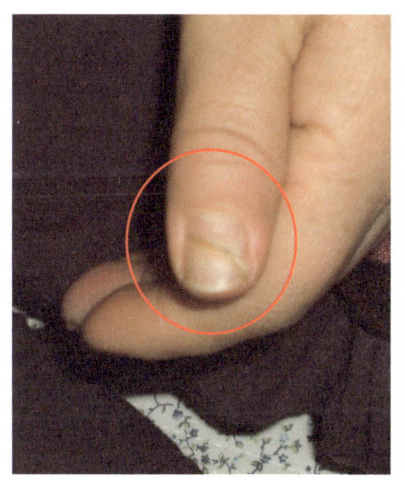 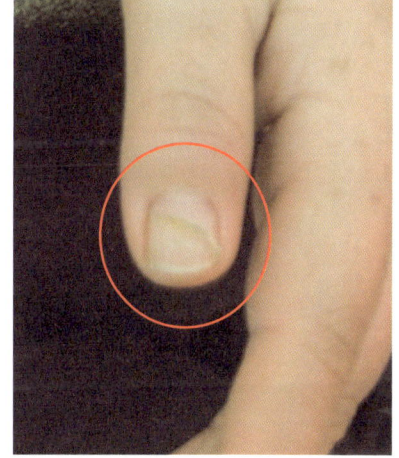

**내원 7개월 뒤**
새 손톱이 나오면서 손톱이 벗겨지고 있습니다.

치료 중간에 엄지손가락에 극심한 통증이 나타나고, 결국엔 엄지손톱에서도 새 손톱이 나오고, 엄지발톱도 제 모습을 찾아갑니다.

1. 중증의 환자분들이나 병이 오래된 분들의 경우 낫는 과정에서 오히려 통증이 찾아오는 경우가 종종 있습니다. 오래된 병이 풀리는 현상 중에 하나입니다. 오랫동안 녹슬어있던 기계가 겨우 시동이 걸려서 삐걱대는 상황과 유사합니다. 명현현상瞑眩現象이라고도 합니다.

2. 이 환자분의 경우는 엄지손가락의 통증이 특징적이었습니다. 폐경락肺經絡에도 병사病邪가 심했기 때문입니다.

이렇게 험난한 과정을 거치면서
- 온몸의 통증이 조금씩 편해집니다.
  (대학병원에서 검사하는 류머티즘 염증 수치의 관리도 비교적 수월했던 것으로 기억합니다.)
- 폐 심장 위장 대장 자궁 쪽의 불편했던 증상들이 점점 덜해집니다.
- 상부 승모근 부위가 점점 부드러워집니다.
- 내향성 발톱이 정상 발톱으로 돌아옵니다.

※ 중증의 질환이라 꾸준한 관리가 필요합니다.
10년이 지난 지금도 간혹 한의원에 찾아오셔서 관리받고 계십니다.

# 🏅 41세 여성
## 이상한 형태의 내향성 발톱과 디스크 · 생리 문제

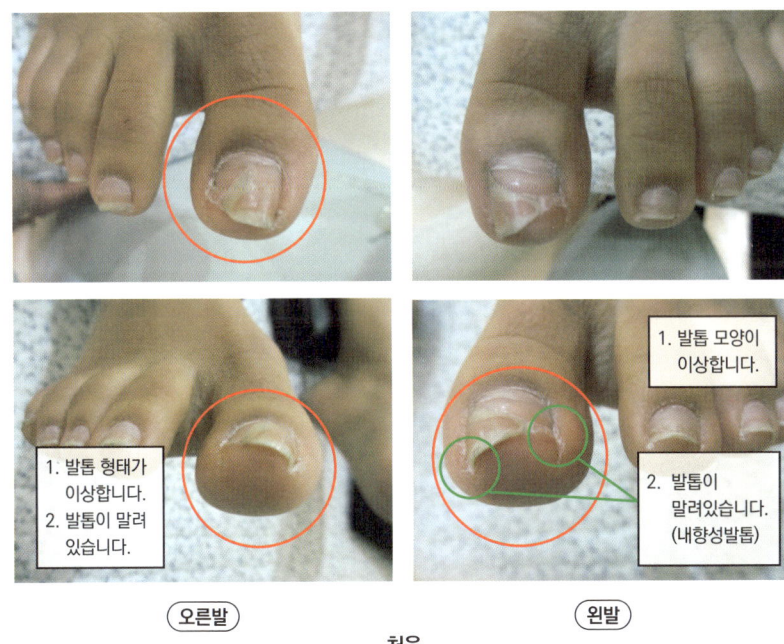

처음

발톱이 이상합니다. 1.발톱이 겹쳐서 자랍니다. 2.내향성 발톱입니다.

- 다리가 저려서 내원하셨습니다. 평상시 디스크 질환으로 고생합니다.
- 생리주기도 일정하지 않고
- 어지럼증으로 힘이 듭니다.
- 엄지발톱 모양이 이상합니다.

📢
  - 엄지발가락의 경락은 비뇨생식기 계통과 관련이 많습니다.
  - 그리고 골반 및 요추 천추 등, 척추의 건강과도 관련됩니다.

엄지발톱에 이상이 보이는 분들에게

여성분들의 생리 문제, 남성분들의 전립선 문제와 더불어, 디스크 질환이나 협착증 등의 척추문제가 있는 경우를 많이 봅니다.

마침 산달(産月 아기를 출산한 달)이기도 해서 산달 치료[6]를 병행합니다.

100일이 조금 넘는 기간 동안 치료받으시면서
- 늘 고생스럽던 다리 저림증이 없어집니다.
- 생리 주기가 정상적으로 회복됩니다.
- 어지럼증이 없어집니다.
- 발톱이 제 모습을 찾아갑니다.

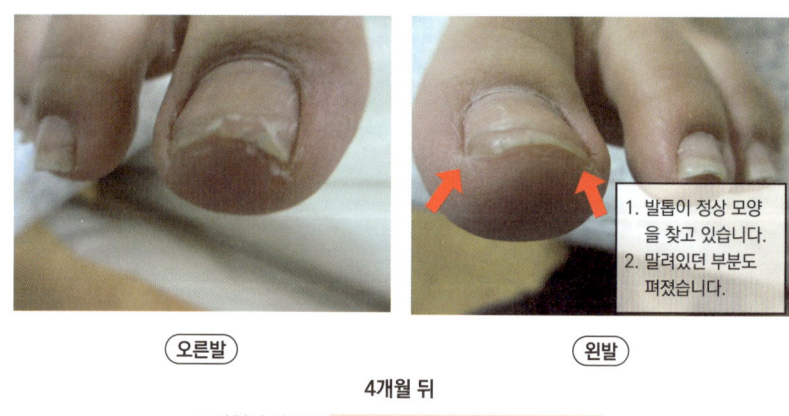

(오른발)        (왼발)

**4개월 뒤**

1. 겹쳐서 자라던 발톱이 정상 모습을 찾고 있습니다.
2. 말려있던 부분도 펴졌습니다.

※ 어지럼증이나 다리 저림 증상으로 비교적 오랜 기간 고생하셨기 때문에 이후에도 정기적인 관리가 필요한 상태입니다.

---

6) ☞ 산달에 '출산했을 때와 유사하게'(산후조리하듯) 치료하는 것을 말합니다. 산달 치료를 하게되면 남아있는 산후풍産後風의 증상들을 해소하는데 상당한 도움이 됩니다.

## ✅ 75세 남성
# 두꺼워진 발톱과 중풍 및 전립선질환

1,2년 전 뇌경색을 한 차례 앓았고, 최근 12월 추운 날씨에 다시 쓰러지셨습니다.

처음 뵈었을 때
- 손 떨림 증상이 무척 심했고, 넘어지면서 다친 상처가 머리 얼굴 곳곳에 보였습니다.
- 또 한 가지 호소하시는 증상은 소변빈삭증입니다.
  소변이 너무 자주 마려워, 밤에 잠을 잘 수가 없습니다.

복용 중인 대학병원에서 처방받은 약을 살펴보니
뇌혈관 질환에 쓰는 약들과 더불어
전립선 질환과 관련된 약 3종류를 더 복용중입니다.

중풍을 두 차례나 겪으시고
연로하신 데다
병원 약을 오랫동안 드시고 계십니다.
치료에 대한 반응이 많이 더딜 것 같습니다.

. . .

다행히 한의원 치료를 받으면서
- 소변에 변화가 빨리 나타나기 시작했습니다.

이분의 발톱을 보겠습니다.

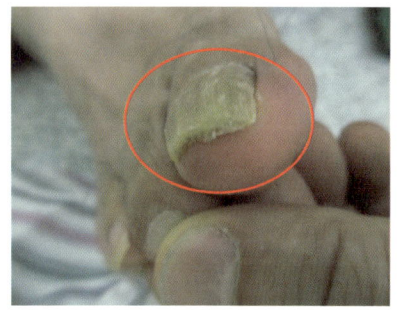 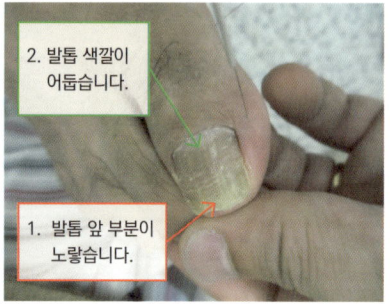

**처음**

1. 발톱이 두껍고 샛노랗습니다.
2. 발톱 뿌리 부분의 색이 시커멓게 죽어있습니다.

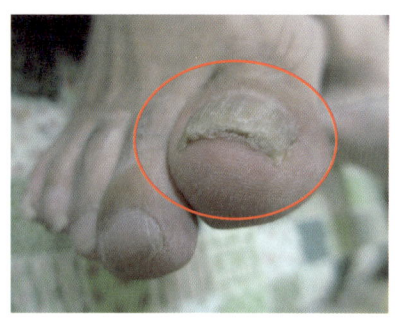 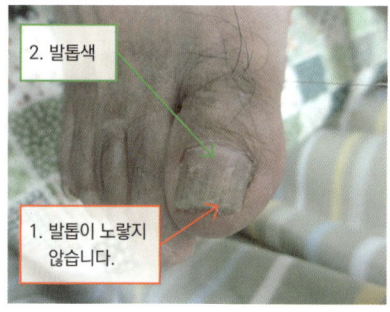

**130일 뒤**

1. 발톱에 노란색이 많이 빠지고 맑아졌습니다.
2. 발톱 뿌리 부분에 혈색이 돌아 밝습니다.

비교적 짧은 시간에 색깔이 한결 밝아졌고, 두께도 살짝 얇아집니다.

130일 정도의 치료로

- 손 떨림 증상이 많이 좋아졌습니다.

- 소변빈삭증이 많은 호전을 보였습니다.

- 발톱에서도 좋은 변화를 보였습니다.

### <중풍 환자와 두꺼운 발톱>

중풍 환자 중에 이런 형태의 발톱(두꺼워지고, 색깔이 좋지 않은 형태의 발톱)이 많이 보입니다. 뇌 기능이 떨어지면서, 발톱에도 영향을 주는 것 같습니다.

이런 형태의 발톱은 치료시간도 많이 걸립니다. 중풍 후유증을 치료하는 것만큼이나 반응이 느립니다.

발톱에서 좋은 반응이 빨리 나타나서 다행입니다. 머리도 맑아지고 있는 것입니다.[7]

---

7) '중풍 환자들에게 특징적으로 나타나는 발톱'의 형태이니, 발톱의 상태가 호전을 보이므로 뇌기능에도 좋은 영향을 주는 것이다라고 유추할 수 있겠습니다.

## 14세 남학생
### 엄지손가락 사마귀

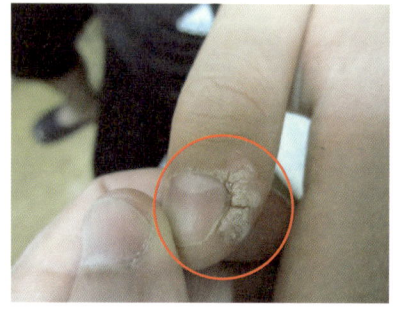
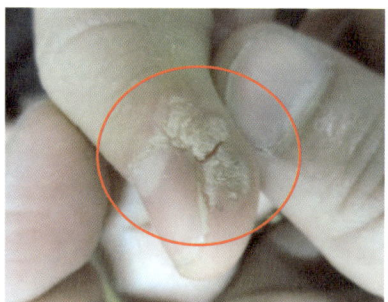

(왼손)

처음
엄지손톱 주변에 사마귀가 났습니다.

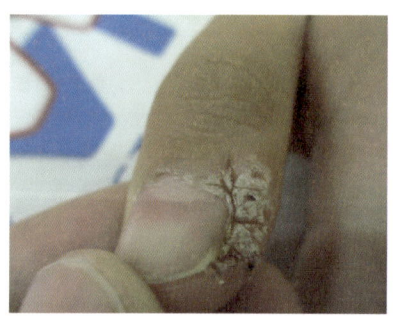
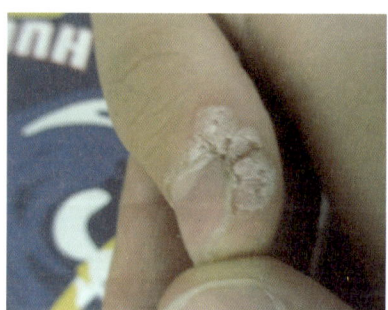

20일 뒤 　　　　　　　　　50일 뒤

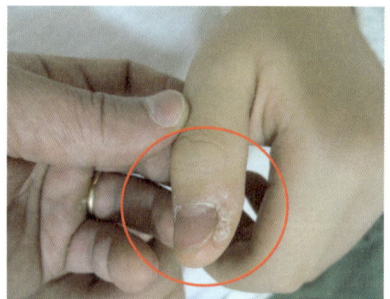
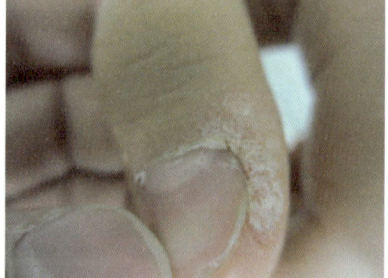

3개월 뒤

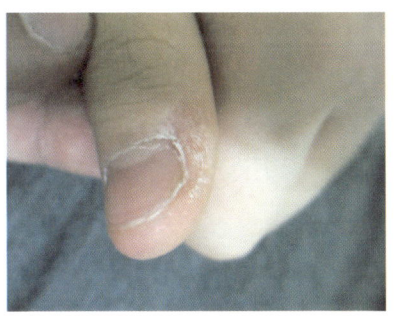

**3개월 20일 뒤**
100일 정도가 지나면서, 눈에 띄게 좋아집니다.

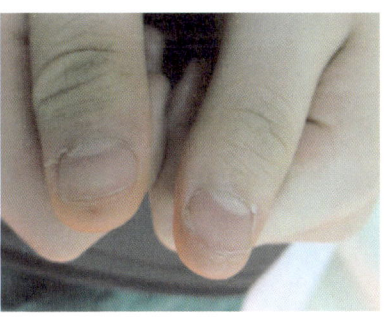

**4개월 뒤**
눈에 안 보일 정도로 좋아졌습니다.

오른손을 볼까요...

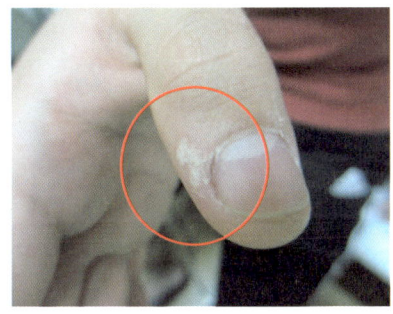

처음
오른손은 덜 심한 편이네요.

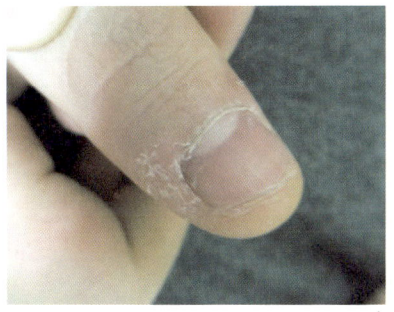

3개월 20일 뒤

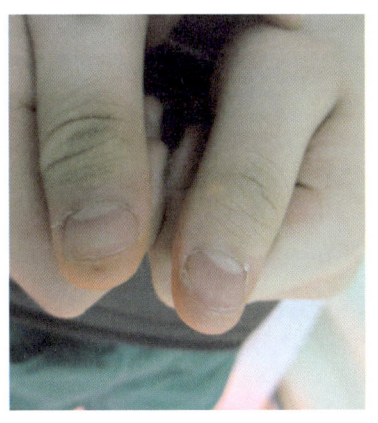

4개월 뒤

엄지손가락에는 수태음폐경手太陰肺經이 흐릅니다.

엄지손가락 쪽에 문제가 있는 경우
폐기능, 감기, 피부질환과 관련이 많습니다.
기도氣道를 감싸고 있는 목주변의 증상과도 관련이 됩니다.

이 학생의 경우
여름철마다 피부 알러지로 고생합니다.
경추문제와
측만증과 요통을 호소합니다.

※ 한의원을 꾸준히 다니셔야 되겠습니다.

## ✪ 54세 여성
### 오랜 고질병 환자의 발톱무좀

의료기 체험실을 다니다가 오셨습니다.

- 입이 마르고, 기운이 없고, 소화가 안 됩니다.
- 식은땀이 납니다.
- 허리와 엉치(엉덩이 쪽)가 아픕니다.
- 다리가 붓고 아파서, 걷기가 힘듭니다.

- 계속 어딘가 저리고 감각이 무딥니다.
- 늘 무언가 불안해합니다.
- 뭔가 잡생각이 계속됩니다.

한의원에서 치료를 시작하신 지 100일쯤 지났을 때
- 식은땀이 없고
- 다리가 붓고 아프던 것이 많이 좋아졌습니다.

일을 다닐 수 있을 정도로 체력이 회복된 상태였습니다만, 계속 아프다고 호소합니다.

무려 5년이 넘는 시간 동안 꾸준히 치료를 받으셨습니다.
발톱에 나타난 변화는 광고에 실린 사진과 같습니다.

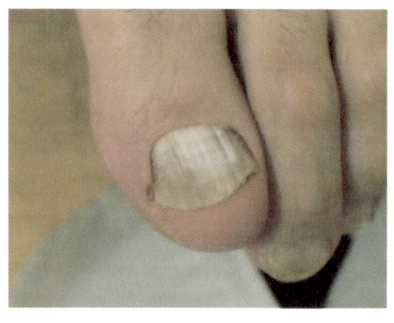
처음

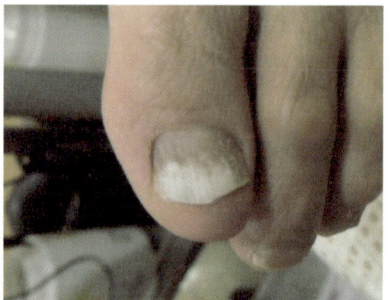
5개월 뒤

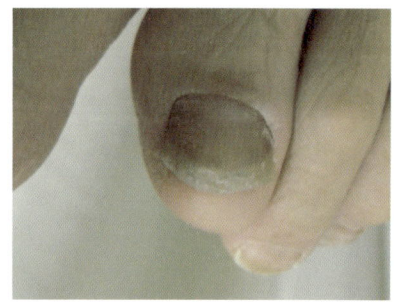
1년 6개월 뒤

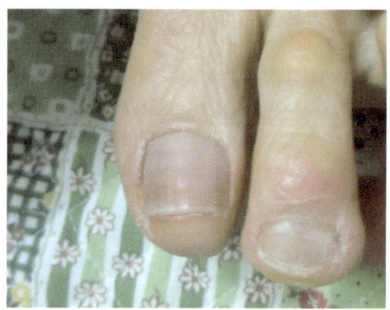
5년 6개월 뒤
발톱이 혈색이 보일 정도로 맑아졌습니다.

이렇게 발톱이 맑아진 이후에도, 몸 어딘가가 찌뿌둥하고, 불편감이 아직 남아있습니다.

이 분의 치료 과정 중에 발바닥에서도 변화가 나타납니다.

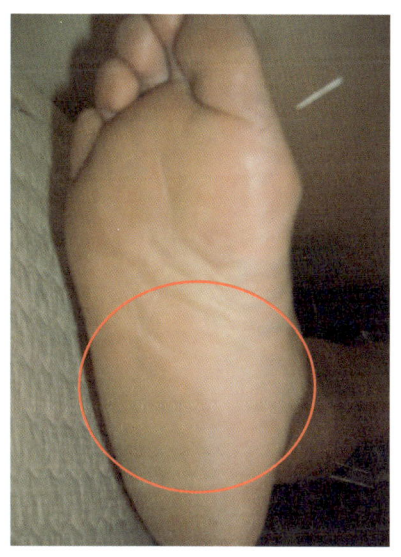
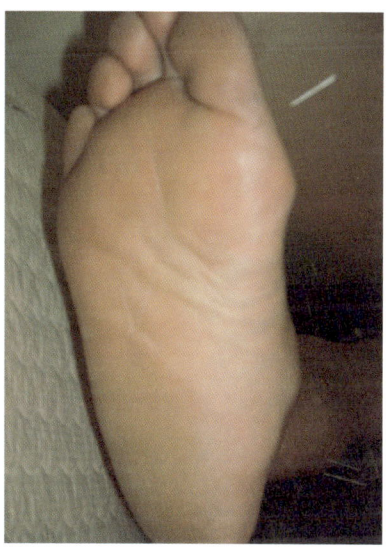

**처음**
1. 발바닥 가운데(뒤꿈치보다 앞부분)가 공처럼 불룩합니다.
2. 다리가 붓고, 아파서 걷기가 힘들 만큼 고생합니다.

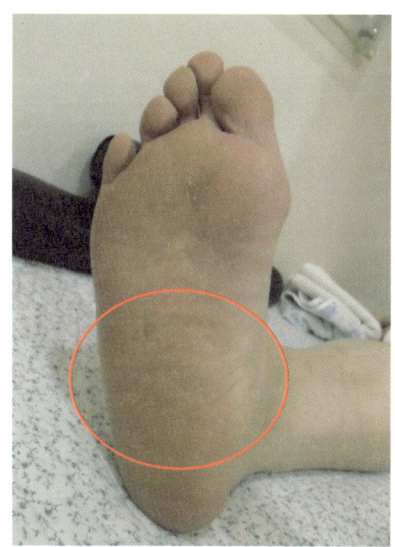
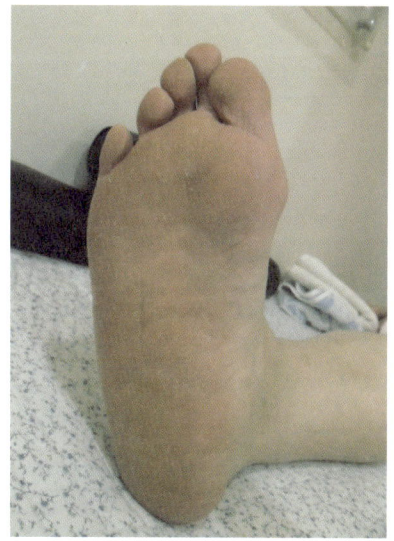

**3년 6개월 뒤**
1. 아직도 불룩합니다. 2. 통증도 많이 줄었고, 일을 다닐 수 있을 정도까지 회복이 된 지 오래되었는데도 사진처럼 발바닥 상태는 비슷해 보입니다.

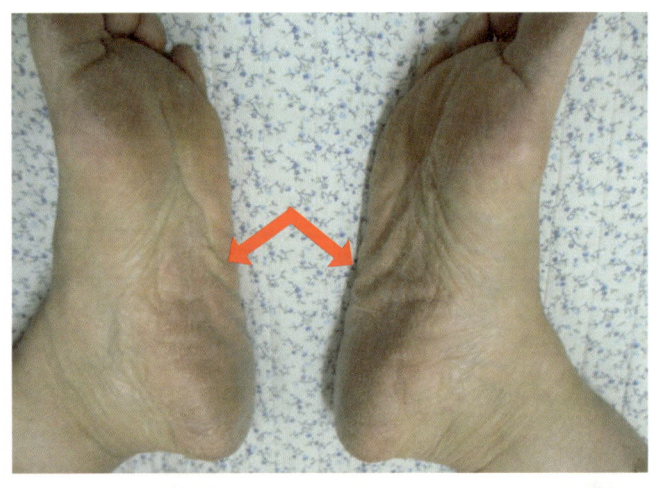

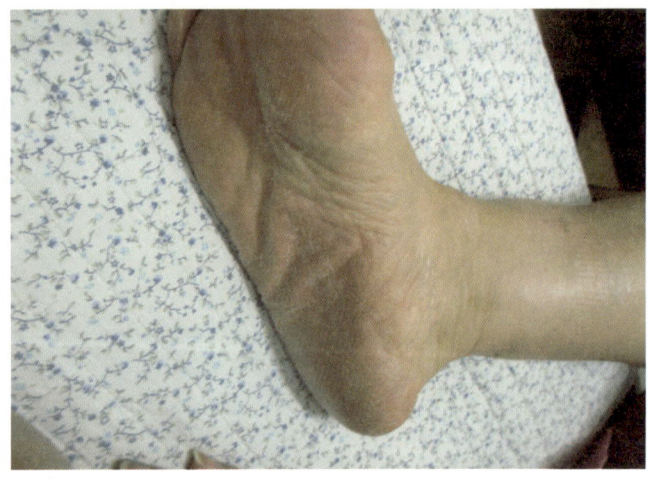

**5년 3개월 뒤**
많이 평평해졌습니다. 불룩하던 발바닥이 많이 평평해졌습니다만,
아직도 만져보면 뭔가가 만져집니다.
어느 정도 고질병인지 상상하기가 어렵습니다.

처음에 발바닥이 혹처럼 불룩합니다만, 점차로 평평해지는 것을 볼 수가 있습니다. 그런데도 아직 만져보면 안에서 뭔가가 만져집니다. 병의 뿌리가 얼마나 깊은 걸까요? 앞으로도 꾸준한 관리가 필요해 보입니다.

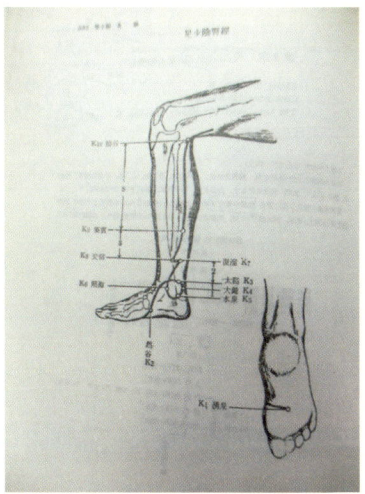

**족소음신경足少陰腎經**

발바닥은 족소음신경이 흐르는 곳입니다.

족소음신경에 병이 들면, 뼈에 병이 든다고 얘기합니다. 골병骨病이 드는 셈입니다.

발바닥이 사진처럼 정상 모습을 찾아가는 것은 해당 경락이 건강을 되찾고 있는 것입니다. 족소음신경과 관련이 되는 뼈, 관절 등이 건강을 찾아가고 있는 것입니다.

## ② 기타 관련 사례

**1. 엄지발가락 경락과 전립선 관련 질환**

### ✦ 57세 남성
### 엄지발톱과 전립선 질환

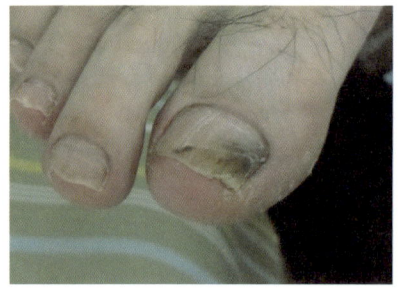
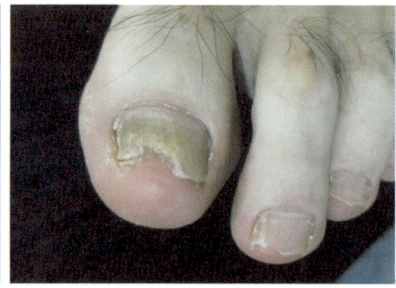

처음

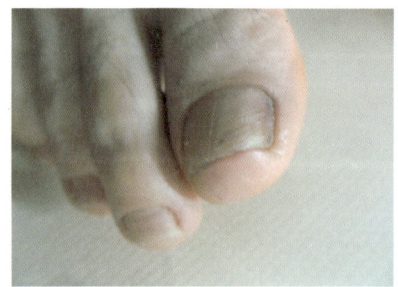
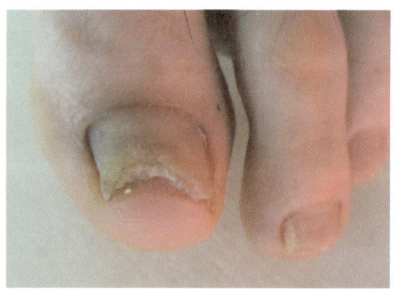

120일 뒤

전립선 약을 20년간 복용하셨다고 합니다.

엄지발가락으로 흐르는 경락은 비뇨생식계와 관련이 많습니다.
오래된 전립선 질환이지만, 엄지발톱이 건강한 모양으로 바뀌고 있습니다. 비뇨생식계가 살아나고 있는 것입니다.

※ 꾸준한 치료가 필요하겠습니다.

## ✅ 46세 남성
# 내향성 발톱과 유사 전립선 질환

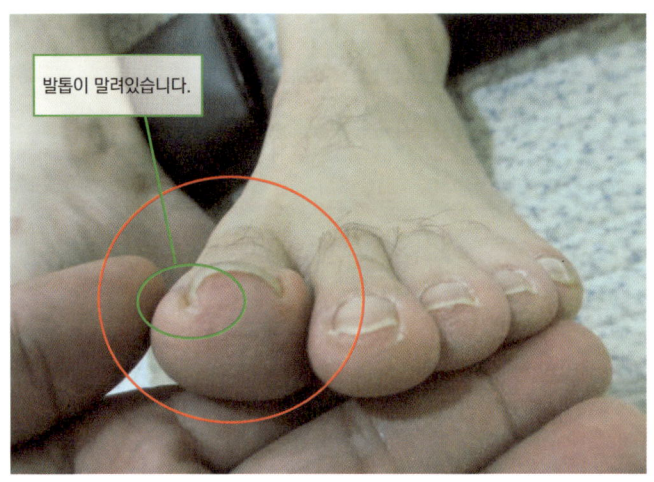

**처음**
심하지는 않지만, 내향성 발톱입니다.

- 소변 불쾌를 호소합니다.

환자분 말씀으로는, 비뇨기과에 갔더니, 전립선염은 아니지만 전립선염 약을 처방받았다고 합니다. (이런 경우가 종종 있다고 저도 알고 있습니다.)
비뇨기과 약을 드시고, 몸이 무겁고 매우 졸립고 힘들었다고 합니다.

발톱이 심하지는 않지만, 내향성 발톱입니다.
엄지발톱과 전립선 질환이 관련이 많음을 설명드리고서 치료를 시작했습니다.

병이 깊지 않아서일까요.

- 소변 불쾌 증상이 며칠 사이로 호전되었습니다.

자주는 못 오셨지만, 한의원에 꾸준히 다니시면서 발톱에서도 변화가 나타납니다.

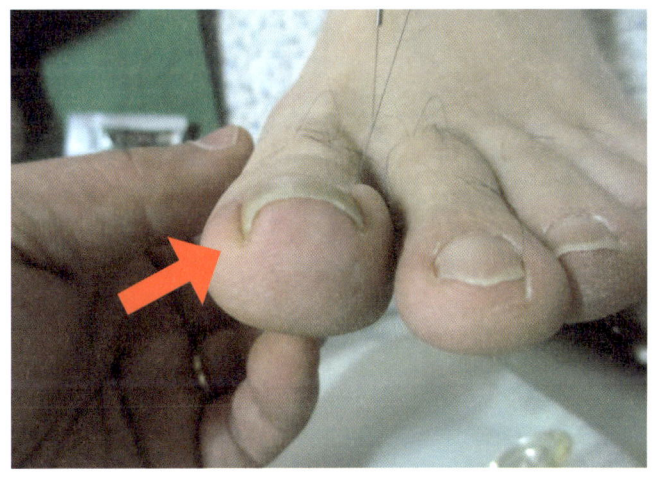

**6개월 뒤**
발톱이 정상 모습을 찾아가고 있습니다.
(화살표 쪽 발톱의 굽어진 정도가 완만해져 가고 있습니다.)

그 뒤로 꾸준히 관리받으러 주기적으로 한의원에 오십니다.

- 만성적인 피부 증상도 많이 개선되고 있다고 좋아하십니다.

※ 발톱이 완전히 돌아올 때까지는 관리가 필요하겠습니다.
술을 좀 줄이시면, 효과가 좀 더 빠르겠습니다.

## 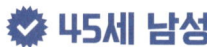 45세 남성
### 족궐음간경(足厥陰肝經)·족태음비경(足太陰脾經)과 전립선 질환

20대부터 전립선염을 앓았다고 합니다. 지금은 40대입니다.
전립선염으로 인한 통증이 1년에 3,4차례 발작을 합니다.
한 번 발작을 하면 고통이 심해서, 아무 일도 할 수 없습니다.
한 번 시작하면, 한 달 넘게 고생을 합니다.

 전립선 질환은, 통증 정도를 나타내는 VAS 점수로 비교해 봤을 때, 심근경색 정도에 해당된다고 할 정도로 심한 통증을 호소합니다.

서상원한의원에 다니면서 이런 통증이 없어졌다고 좋아하십니다.
이후에는 간혹 전립선 증상이 발작하면 내원하셨습니다.

...

최근에 계속되는 사업 스트레스와 음주로 다시 전립선염 발작이 시작되었습니다.

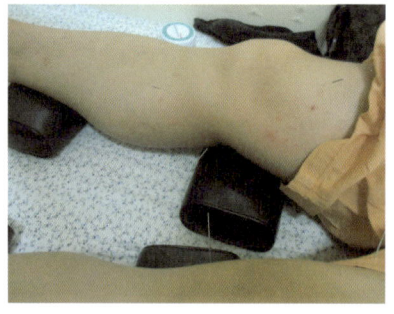 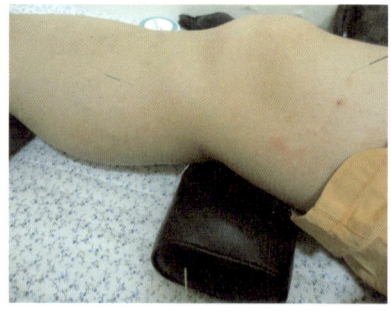

**처음**
전립선염 발작이 시작되었을 당시입니다.
허벅지 안쪽으로 피부염이 올라와 있습니다.

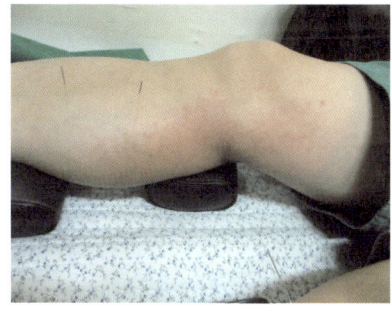 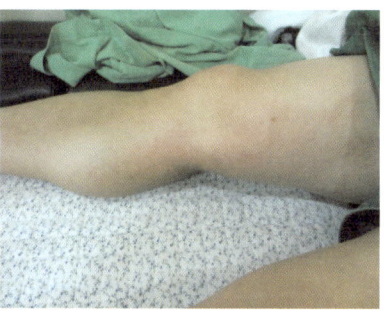

25일 뒤                          약 1달 뒤

피부염이 더 올라왔습니다.
전립선염 통증은 오히려 사그라들었습니다.

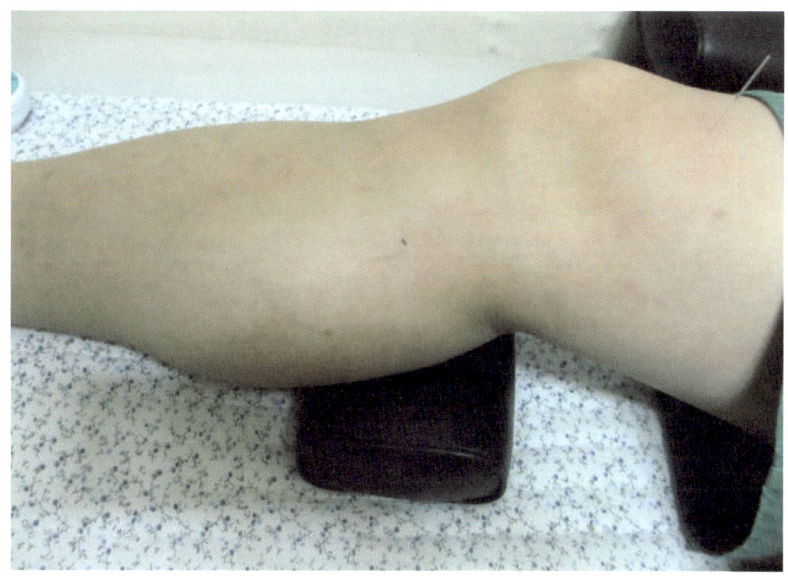

37일 뒤
허벅지 안쪽의 피부염도 다시 깨끗해졌습니다.

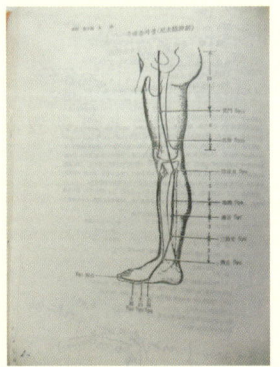　　　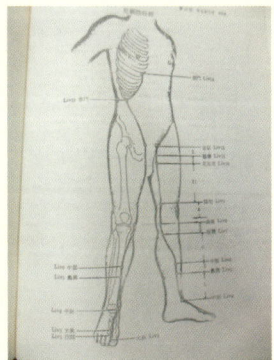

　　족태음비경足太陰脾經　　　　　족궐음간경足厥陰肝經

엄지발가락을 지나는 경락이 허벅지 안쪽으로 흐릅니다.

족궐음간경과 족태음비경으로 독소가 빠져나가면서 증상이 좋아진 사례입니다.

두 가지 경락은 비뇨생식기 계통과 관련이 많습니다. (예부터 무술이나 기공 등에서 기마 자세를 이용해 허벅지 안쪽 근육을 단련했던 이유도 무관하지 않습니다.)

이렇게 비뇨생식기와 관련된 경락에 숨어있던 사기邪氣가 풀어지고 나면, 전립선 증상도 한결 편안해집니다.

## ✅ 17세 남학생
## 엄지발톱과 만성 골반 통증 증후군(CPPS)

여름에 맹장 수술(충수염 수술)을 받은 이후로, 골반 통증을 호소합니다. 만성 골반 통증 증후군(Chronic Pelvic Pain Syndrome)에 해당합니다.

〈 만성 골반 통증 증후군(Chronic Pelvic Pain Syndrome) 〉
전립선염도 아닌데, 전립선염 증상과 유사하게 성기, 회음부, 골반 전체로 고통을 호소합니다. 만성 골반 통증 증후군 환자들의 고통은 이루 말할 수 없이 심하다고 알려져 있습니다. 강물에 뛰어들고 싶다고 할 정도입니다.

통증이 이렇게 참을 수 없을 정도로 심한데, 치료 성과는 좋지 않아 더욱 애를 먹이는 녀석으로 유명합니다.

서상원한의원에 다니면서, 통증이 줄어들기 시작합니다. 골반 통증이 줄어들면서 발톱에 나타난 변화입니다.

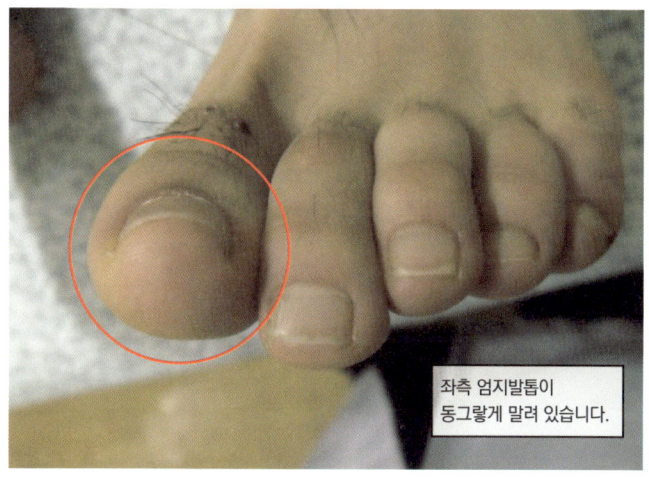

좌측 엄지발톱이 동그랗게 말려 있습니다.

**처음**
심하진 않으나, 엄지발톱이 동그랗게 말려 있습니다.

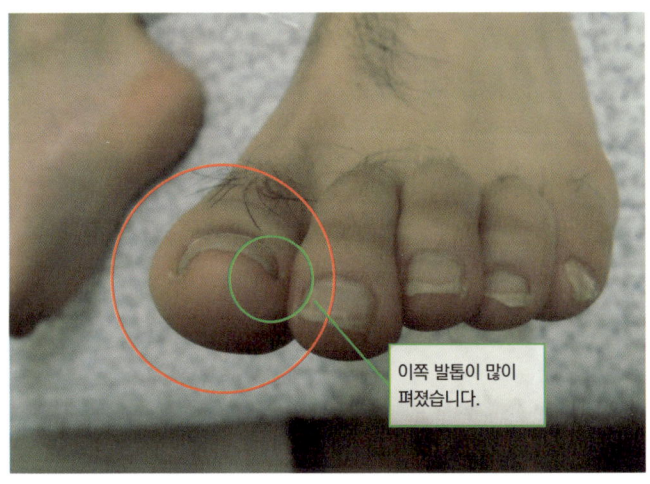

**100일 뒤**

약간씩 펴지는 느낌입니다.
이때는 이미, 골반 통증도 많이 해소된 상태입니다.
아직은 조금씩 여진餘震이 남아있습니다.

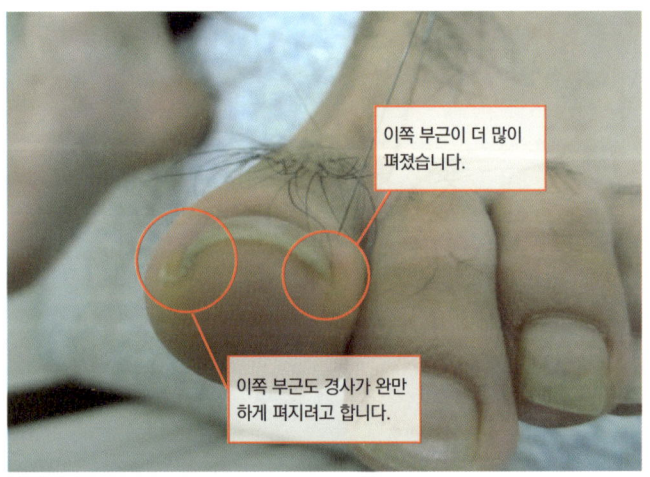

**11개월 뒤**

웅크려 있던 엄지발톱이 점차로 펴지는 느낌입니다.
골반 통증의 여진餘震도 많이 줄었습니다.
아주 드물게 통증이 나타나며, 통증의 정도도 가볍습니다.

## 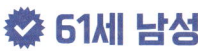 61세 남성
## 엄지발가락에 나타난 변화와
## 만성 골반 통증 증후군(CPPS)

여름에 대장 용종 제거 시술을 받으셨습니다.
건강 검진에서 대장 검사를 하게 되면, 용종이 있을 경우, 용종을 제거하는 시술을 받게 됩니다. 이렇게 대장 용종을 제거하고 시작된 성기 및 골반의 통증입니다.

역시나, 앞서 남학생처럼 심각한 고통을 호소합니다. 앉아있어도, 서 있어도, 누워있어도 통증이 계속되니, 어떤 자세를 취해야 할지 안절부절못합니다.

서상원한의원에 다니면서, 통증이 점차 해소되기 시작합니다.
통증이 줄어들기 시작하면서, 엄지발가락에 나타난 변화를 살펴보았습니다.

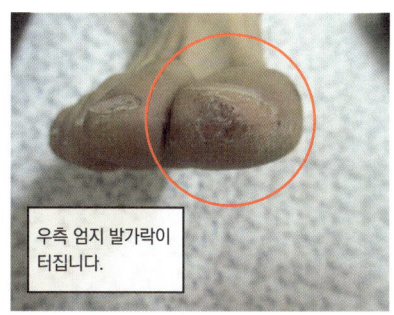

**치료 시작 후 '100일' 정도 되었을 무렵**
나타난 현상입니다.
엄지발가락 피부가 터져 나갑니다.

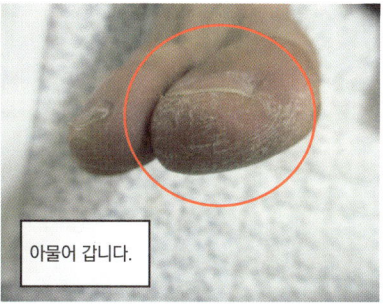

**첫 사진 후 20일 뒤**
아물어 갑니다.

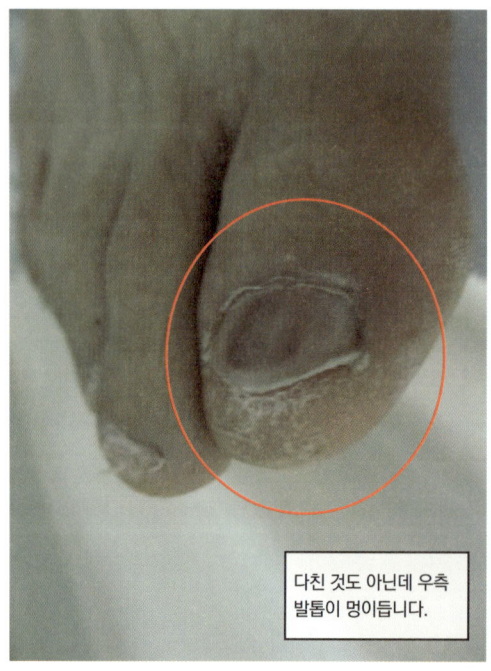

다친 것도 아닌데 우측 발톱이 멍이듭니다.

**첫 사진 후 1개월 보름 뒤(그러니까 치료 시작 4개월 보름~5개월 무렵)**

골반 쪽의 처음 통증이 100이었다면,
10~20정도 남아있다고 할 무렵의 모습입니다.
통증이 많이 줄어들면서, 엄지발톱에 어혈이 집니다.

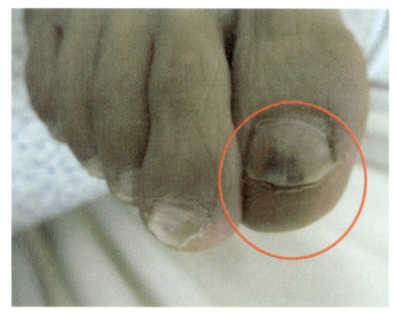

첫 사진 후 4개월 뒤

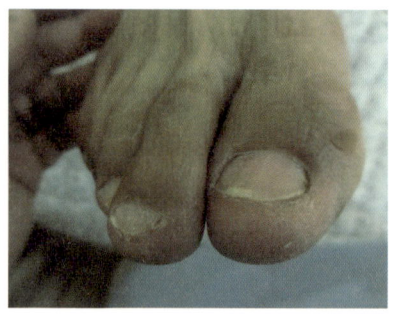

첫 사진 후 7개월 20일 뒤

멍이 꽤 오랜 시간 동안 남아 있다가
사라집니다.

앞서 이책의 '머리말'에서부터 여러 차례, 엄지발가락의 경락은 비뇨생식기 계통과 관련이 많다고 설명했습니다.

강력하게 통증을 일으키던, (골반 부위를 포함해서) 비뇨생식기 계통에 달라붙어 있던 고질적인 병사病邪가 풀려나가면서 엄지발가락 쪽에 변화가 나타났습니다.

### <위 두 사례의 공통점 – 수술 후유증 관리에 대하여>

위 두 사례의 공통점이 두 분 모두 여름철에, 한 분은 맹장 수술을, 한 분은 용종 제거를 받으셨습니다. (큰 수술이 아니었는데도, 고생을 심하게 하셨다는 공통점도 있습니다.)

여름철에는 무척 더워서, 땀구멍이 열려있는 상태에서 에어컨이나 선풍기 등에 의해 풍사風邪를 받기 쉽기 때문에 후유증이 더 심하게 나타납니다. 여성분들이 산달(産月 출산한 달)이 여름철인 경우 산후조리가 더 힘든 것과 유사합니다.

수술을 받으신 후에, 반드시 한의원에서 후유증 관리를 하실 것을 권합니다. 그 시기가 여름철인 경우는 더욱 신경 쓰실 필요가 있겠습니다.

## 2. 엄지발톱과 뇌·척추 관련 질환

### ✅ 68세 남성
### 두껍고 지저분한 엄지발톱과 파킨슨씨병

파킨슨씨병으로 고생하신 지 30년이 가깝습니다.

- 처음에는 변비가 심해서 내원하셨습니다.
  일주일에 한 번 배변도 힘든 상태입니다. 병원에서 처방받은 변비약을 반복해서 드셔도, 반응이 없고, 변비는 점점 더 심해져만 갑니다.
- 소변을 너무 자주 봅니다.
- 잠을 못 잡니다.
  답답해서 못잡니다. 잠꼬대도 심합니다. 가슴이 답답해서 한밤중에 밖을 쏘다니다 옵니다.

한의원에 오셔서도, 변비가 처음엔 좀처럼 소식이 없습니다.

. . .

거의 한 달 정도 되어서
- 조금씩 조금씩 배변이 수월해집니다.
- 소변도 횟수가 많이 줄어듭니다.
- 수면의 질도 좋아지기 시작합니다.

3개월 무렵에는
- 대변을 거의 매일 보게 되었습니다.

이분의 엄지발톱의 변화를 보겠습니다.

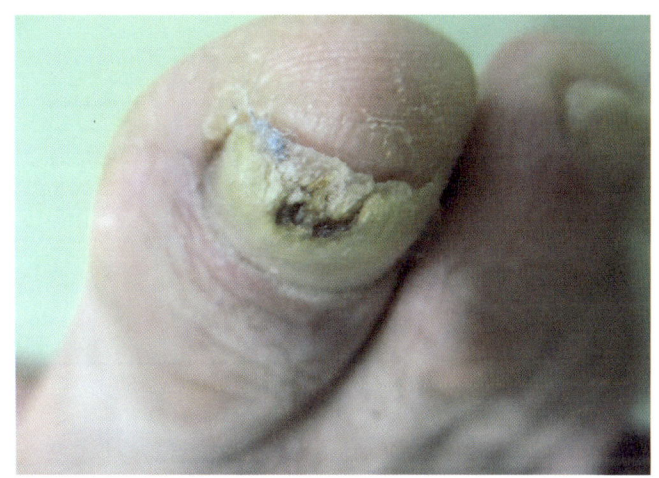

처음

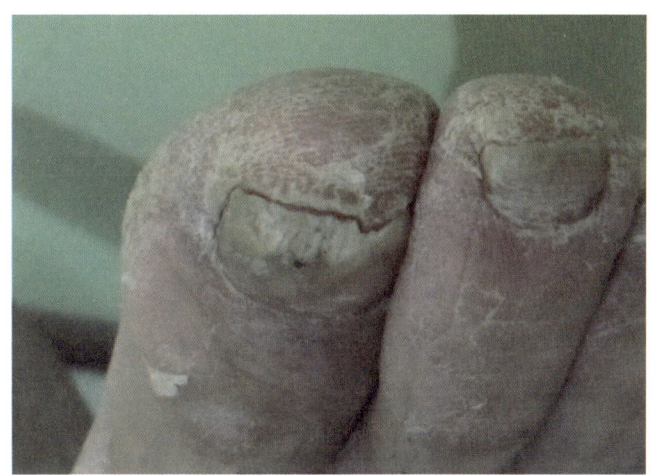

**3개월 뒤**
1. 발톱 속에 검은 티가 점차 사라져 갑니다.
2. 샛노랗던 발톱이 노란기가 거의 빠졌습니다.
3. 푸석하던 발톱에 윤기가 생긴 듯 보입니다.

📢 대소변의 변화는 골반강骨盤腔의 순환과 관련이 있습니다.

- 골반순환이 원활해지면서, 대변이 정상을 찾아갑니다.
- 골반순환이 원활해지면서, 머리도 맑아져서, 잠을 잘 자게 됩니다.
- 골반순환이 원활해지면서, 비뇨생식기 계통도 정상적인 길을 찾아갑니다. 소변이 편해집니다.
- 그래서, 엄지발가락의 두껍던 발톱에까지, 치료의 효과가 전해집니다.

### <골반 순환은 머리 쪽의 순환도 돕습니다.>

이번 파킨슨 환자분의 사례와 앞서 광고 세 번째 사례('☯ 75세 남성 두꺼워진 발톱과 중풍 및 전립선 질환')에서, 골반 순환과 뇌 기능과의 연관성을 엿볼 수 있습니다.

골반 순환이 원활해지면
-대소변 등 골반강의 문제와
-요추 천추 등의 기능이 회복될 뿐 아니라,
-뇌 기능까지 회복되는 효과가 생깁니다.
(☞하초下焦의 기능이 회복되면서, 상초上焦의 기능까지 원활해집니다.)

대입고사나 고시에서, 합격을 한 학생들의 인터뷰 기사를 읽다 보면, 엉덩이로 공부를 했다는 농담 같은 말들을 종종 보게 됩니다.

한의사가 되기 전에는 머리는 안 좋은데, 체력과 끈기로 공부한다는 우스갯소리로 들렸었는데, 한의사인 지금은 충분히 당연할 수 있는 얘기로 들립니다.

골반 순환이 원활해지면
원기元氣가 살아나게 되고 젊어집니다.
남자분들은 정력이 좋아지고, 뇌의 집중도가 높아지게 되지요.
여자분들은 생리통만 치료가 되어도, 머리가 맑아지고, 두통에 대한 치료가 한결 쉬워집니다.

## 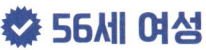 56세 여성
## 두껍고 검은 엄지발톱과 척추관 협착증

- 처음엔 허리와 다리가 아파서 오셨습니다.
- 발톱 상태가 매우 안 좋습니다. (아래 사진)

척추관 협착증 환자가 많이들 그렇듯, 오래 걷지를 못합니다.
10m 정도만 걸어도 다리가 당기고 아파서 쉬어야 합니다.

척추관 협착증은 노인층에 많은 질환입니다만, 이 환자분은 비교적 적은 나이임에도 척추 상태가 매우 안 좋습니다. 걸을 때 자세를 보면, 허리가 안 좋은 연로하신 노인이 걷듯 몸이 뒤로 젖혀집니다. (노인들도 이렇게 걷는 분들이 그렇게 많지는 않습니다.) 50대의 나이에 이런 것은 무척 드문 경우입니다.

(100일 정도 열심히 치료를 받으시면서...)

- 허리와 다리가 편안해집니다.
- 일상생활이 가능합니다.
- 일하실 때 큰 불편함이 없습니다.
- 오래 걸어도 괜찮습니다.

그 뒤로도
소화가 안 될 때마다
머리가 아프실 때마다
다리가 조금씩 아파올 때마다
한의원에 찾아오셔서, 치료받으셨습니다.

치료 중에 발톱에 나타난 변화를 관찰해보았습니다.

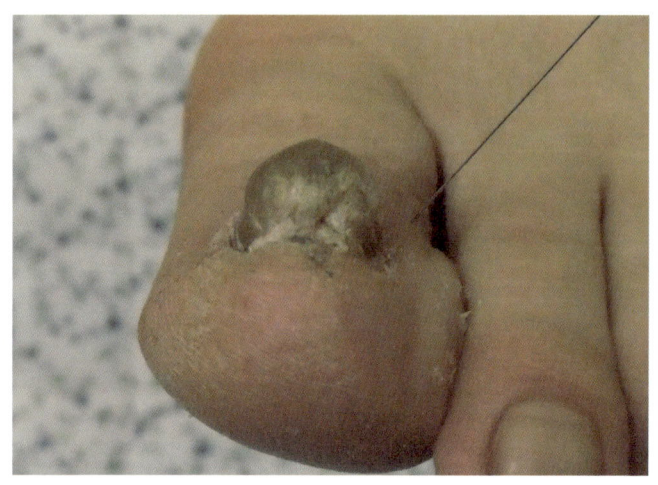

**처음**

발톱이 두껍고, 검습니다.
발톱 상태만 보아도, 몸이 무척 안 좋을 것 같은 느낌이 전해져옵니다.

이런 발톱을 보이는 분들을 치료실 베드에 엎드린 자세에서 보면 요추 부근이 움푹 꺼져있거나, 윤곽이 고르지 않은 것을 종종 확인할 수가 있습니다.

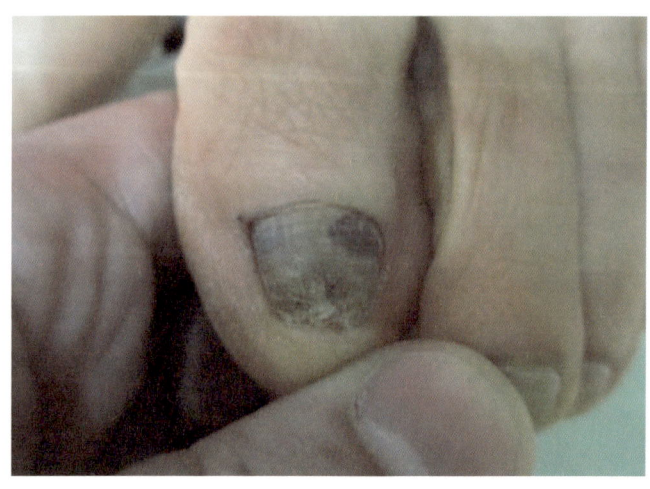

**3년 뒤**

어느 순간 이유 없이 어혈이 생깁니다.
앞서 '◎ 61세 남성 엄지발가락에 나타난 변화와
만성 골반 통증 증후군(CPPS)'에서 나타난 변화와 유사합니다.

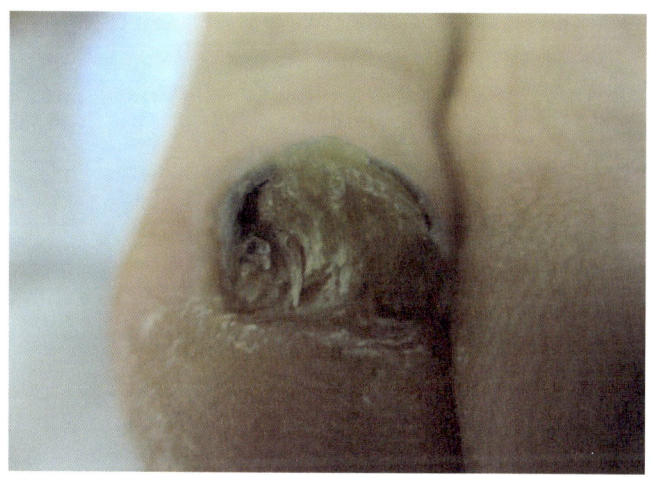

4년 뒤

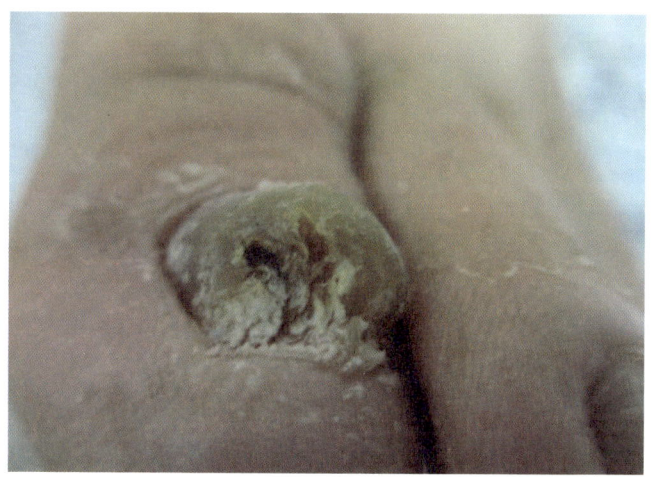

4년 5개월 뒤

처음 발톱과 비교해보자면

- 처음엔 발톱 조직이 무척 단단한 차돌멩이 같아 보였습니다. 시간이 갈수록 나중엔 조직이 느슨해집니다. 뭔가 꽉 막혀있던 것이 조금씩 숨통이 트이는 느낌입니다.
- 색깔도 검은색이다가, 밝은 색으로 점차 변해갑니다.

※ 앞으로도 갈 길이 멀겠지만, 꾸준히 노력하신다면, 노란색도 점차 더 밝은 색으로 변해갈 것이라고 기대해봅니다.

좀 더 지속적인 치료를 받으셨다면, 더 좋은 모양으로 변해있지 않았을까 생각합니다.

완전히 정상적인 발톱으로까지 될 것 같지는 않습니다. 워낙에 고질병으로 굳어있는 상황이라서 그렇습니다.

### < 중풍 환자 및 척추관 협착증 환자들과 두꺼워진 발톱 >

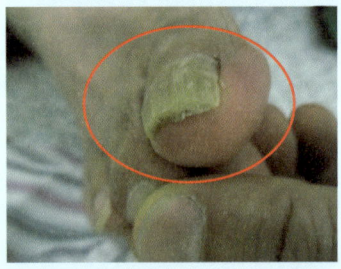
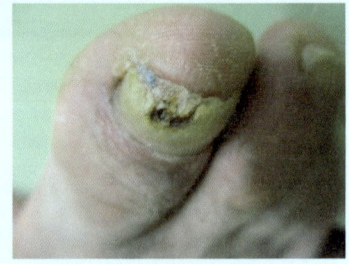

'✅ 75세 남성 두꺼운 엄지발톱과 중풍 및 전립선 질환'에서 소개된 중풍 환자의 발톱입니다.

'✅ 68세 남성 두껍고 지저분한 엄지발톱과 파킨슨씨병'에서 소개된 파킨슨씨병을 30년 가까이 앓아오신 환자의 발톱입니다.

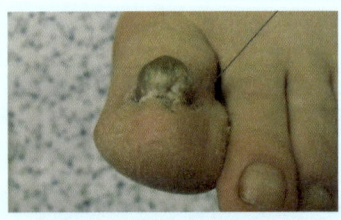

바로 앞에서 소개된 '✅ 56세 여성 두껍고 검은 엄지발톱과 척추관 협착증' 환자의 발톱입니다.

위의 세 환자분 같은 경우를 종종 접합니다.
중풍이나 파킨슨 질환같이 뇌 기능이 떨어지는 환자에게 나타나는 발톱 형태와 척추 상태가 좋지 않은 환자에게 나타나는 발톱 형태가 유사합니다.

뇌와 척추 간에 관련이 많은 것 같습니다.

한의학 서적에서도 비슷한 내용이 나옵니다.

동의보감에 실려있는 내용입니다.

【腦爲髓海】
○ 腦爲髓之海髓海有餘則輕勁多力不足則腦轉耳鳴脛痠眩冒目無所見〈靈樞〉
○ 腦者髓之海諸髓皆屬於腦故上至腦下至尾骶皆精髓升降之道路也〈入門〉
○ 髓者骨之充也髓傷則腦髓消爍體解㑊然不去也註曰不去者不能行去也〈內經〉

해석해 보겠습니다.

【뇌는 (골)수의 바다】
○ 뇌는 골수의 바다다.
　골수의 바다가 유여하면, 다리가 가볍고 힘이 넘친다.
　(골수의 바다가) 부족하면, 뇌가 어지럽고, 이명이 생기고, 정강이가 시리고,
　어지럽고, 눈이 안 보인다〈영추〉
○ 뇌는 골수의 바다다.
　모든 골수는 모두 뇌에 속하기 때문에,
　위로는 뇌에서 아래로는 꼬리뼈에 이르기까지가 모두 정수精髓가 오르내리는
　길이 된다.〈입문〉
○ 골수는 골(骨:뼈)을 채운다
　골수가 상하면 뇌수가 녹아 없어지고, 몸이 해역되어 걷지를 못한다. 〈내경〉

정리해보면, 골수가 뇌에서부터 척추를 따라, 꼬리뼈까지 오르내린다는 얘기입니다.

위 사진에서, 발톱이 두껍고 지저분해진 모양을 보면, 마치 뇌의 상태를, 그리고 척추의 상태를, 발톱의 형태로 보여주는 것 같습니다. 고목나무가 말라 비틀어져 변형된 모습과 유사하다고 할까요.

아마도 뇌에서, 그리고 척추에서도 골수가 말라서, 이미 기질적인 변화까지 나타난 상황으로 보여집니다.

그래도, 한의원 치료로 변화를 보인다는 점이 굉장히 희망적입니다.
죽어있는 세포까지는 살릴 수야 없겠지만, 아직 죽지 않고(또는 죽어있는 듯 보였던), 힘이 없어 무력해져 있는 세포들을 활성화시켜 나타난 변화라고 생각됩니다.

# 51세 여성
## 두꺼운 엄지발톱과 어지럼증, 허리 통증, 무릎 통증

- 어지럼증, 우울증으로 고생합니다.
- 허리 통증, 무릎 통증, 두통, 다리 시림 등을 호소합니다.
- 과거에 유산, 난임 시술 등 임신 문제로 고생을 많이 하셨습니다.[8]
- 엄지발톱이 두껍고, 잘 부서집니다. 색깔도 탁합니다.

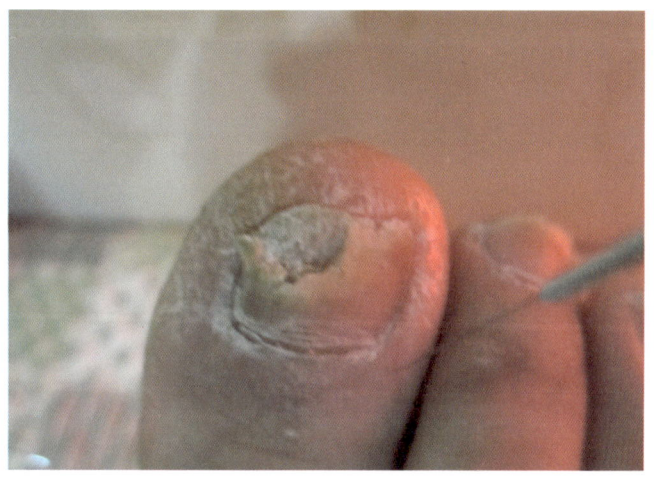

**처음**
엄지발톱이 두껍고, 잘 부수어집니다. 색깔도 탁합니다.

---

8) ☞ 유산流産이나, 난임과 관련된 인공수정, 시험관 아기 등의 시술은 자궁쪽에 많은 피로감을 가져다 줍니다. 이런 시술을 여러번 받으신 분들은 더 심하겠지요. 산후조리에 신경 쓰듯이, 세심하게 자궁 기능의 회복에 신경 쓰시는 것이 좋겠습니다.

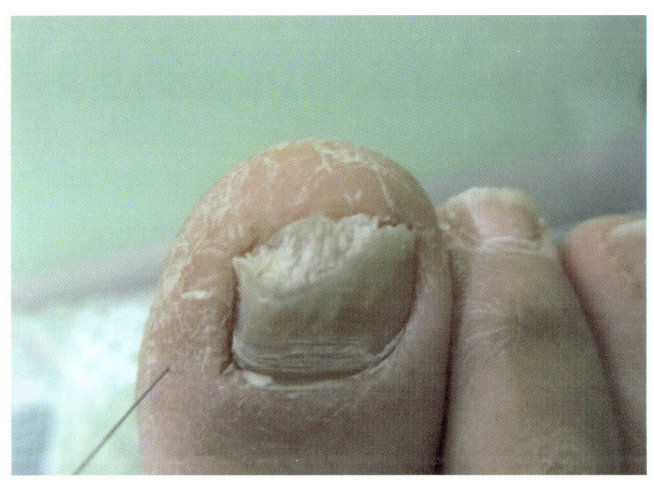

**6개월 뒤**
발톱이 깨끗해진 느낌이 있고, 처음보다 윤기가 있어 보입니다.

한의원 치료를 받으면서
- 어지럼증이 많이 좋아졌습니다.
- 허리 통증, 무릎 통증, 두통, 다리 시림 증상이 많이 좋아졌습니다.
- 발톱도 깨끗해지는 느낌이 납니다.
- 전에는 발톱을 깎아도 아픈 줄을 몰랐는데, 요새는 발톱에 통증이 느껴집니다.[9]

---

9) ☞ 관련 경락이 회복되고 있다는 신호입니다. 좋은 현상입니다.

# ✅ 46세 여성
## 심각한 우울증 환자의 엄지발톱과 노인성 관절염

20대부터 우울증 약을 복용했다고 합니다.
무려 20년을 신경정신과 약을 복용한 셈입니다.

> 신경정신과 질환을 앓으시는 분들은, 일반인들이 생각하기 어려울 정도로 마음고생이 심합니다.
>
> 우울증은
> 사람의 진津을 빼앗아갑니다.
> 정혈精血을 고갈시킵니다.
> 사람을 일찍 늙게 합니다.
> 게다가 오랜 기간에 걸쳐 복용한 양약의 부작용도 무시를 못 할 것입니다.
>
> 40대 중반에 오셨는데, 증상을 보면 노인성 질환입니다.

- 무릎이 너무 아픕니다.
- 불면증이 심합니다.
  환자분 말씀을 그대로 적자면, '10초도 잠을 이루지 못합니다.'
- 아프지 않은 곳을 찾기가 어렵습니다.
- 대변 보기가 힘듭니다.
  일주일에 1, 2회 겨우 토끼 똥처럼 몇 개 나옵니다.

치료가 시작되면서
- 무릎 통증이 조금씩 덜해집니다.
- 잠자는 시간이 조금씩 늘어납니다.[10]

---

10) 신경정신과 쪽의 질환은 수면장애만 회복되어도, 좋아질 확률이 높아집니다.

- 대변 모양이 조금씩 나아집니다. 횟수도 늘어납니다.

1. 이분의 치료 과정에서 나타난 발톱의 변화를 보겠습니다.

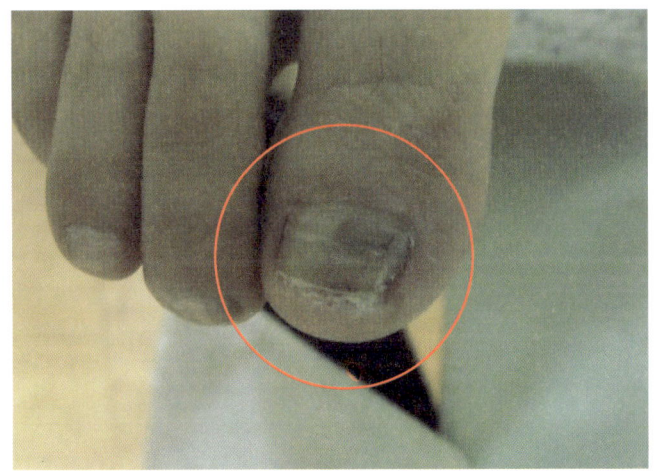

처음

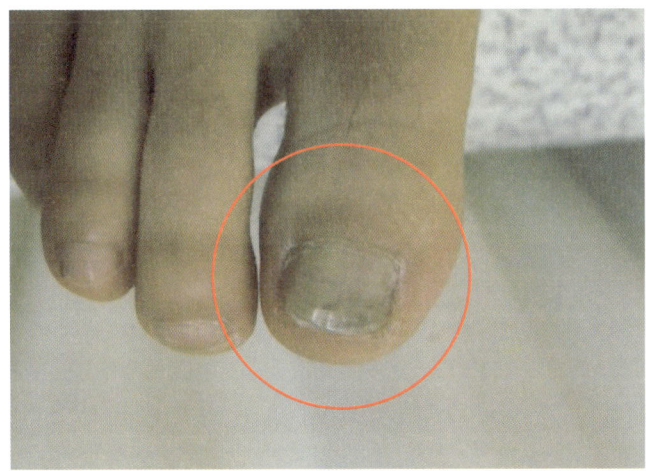

3개월 뒤

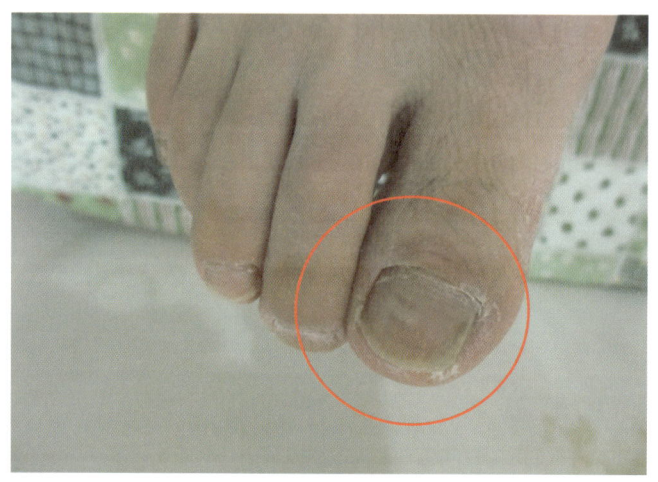

**4년 2개월 뒤**
발톱 색깔이 많이 밝아지고 깨끗해졌습니다.

2. 계속해서, 이분의 무릎 쪽에 나타난 변화를 보겠습니다.

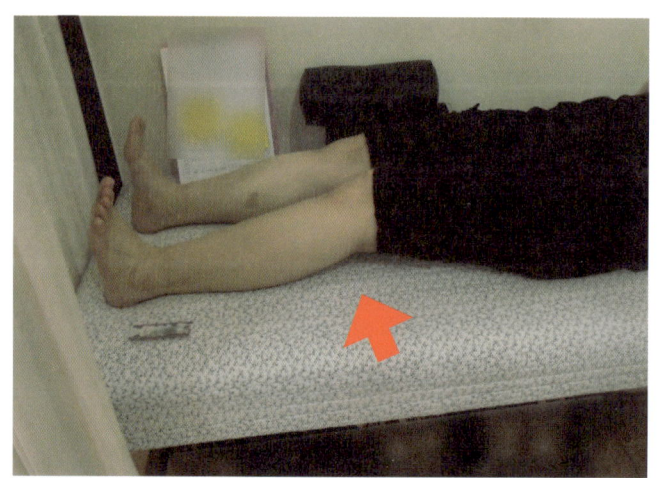

**처음**
무릎이 펴지지 않습니다.
노인성 관절염에서 흔히 보이는 모습입니다. 연로하신 분들이 허리와 함께 무릎도 구부러져서 아장아장 걸으시는 모습을 본 적이 있으실 겁니다.

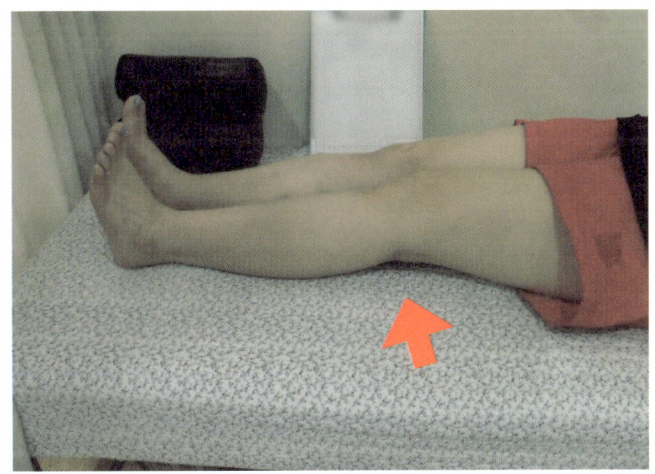

**5개월 뒤**
다리가 펴졌습니다. 아직도 약간은 모자란 듯합니다만, 많이 펴졌습니다.

※ 한의원에, 우울증을 치료받으러 오신 것은 아니었습니다만
- 지금은 우울증 약을 끊으신 지 5년이 넘었습니다.[11]

이제는 살 것 같다고, 새 삶을 사는 것 같다고 말씀하십니다.
너무나도 오랜 기간 고생하셨습니다.
앞으로도 방심하지 마시고, 꾸준히 관리하셔서 더 좋아지시기를 기원합니다.

---

11) 2025년 현재는 15년이 넘었습니다. 신경정신과 처방을 중단하거나 줄이고 싶으신 분들은 반드시 처방 받으신 병원에 가셔서 상담후 결정하셔야합니다.

## ✅ 18세 남학생
## 엄지발가락의 족궐음간경과 요통 두통

- 허리가 많이 아픕니다.
  운동을 좋아하는데, 운동을 한번 하고 나면, 허리가 아파서 며칠을 끙끙댑니다.
- 머리도 자주 아픕니다.
- 구토도 자주 합니다.
- 얼굴에 여드름이 많습니다.

한의원에서 치료를 받으면서
- 처음에 허리가 먼저 점차 편안해집니다.
- 1달 정도 무렵에는 여드름이 점차 줄어듭니다.

이 무렵에 발가락 쪽에 나타난 현상입니다. (아래 '처음' 사진)

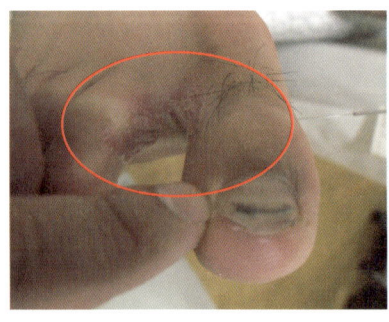 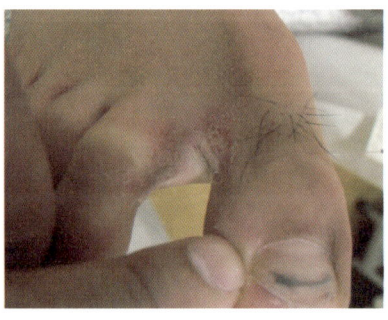

**처음 (한의원 치료 1달쯤)**
허리가 편해지고, 여드름이 줄어들 무렵 나타난 증상입니다.
발가락 1.2지 사이로 습진이 올라옵니다.
이때쯤에는 운동을 한참 해도, 허리 통증이 없고, 몸이 가볍습니다.

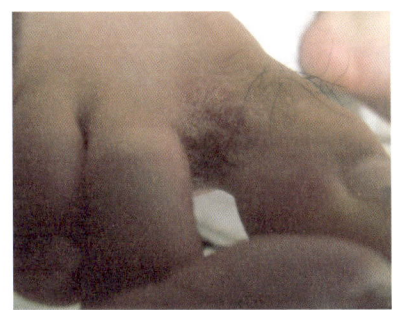 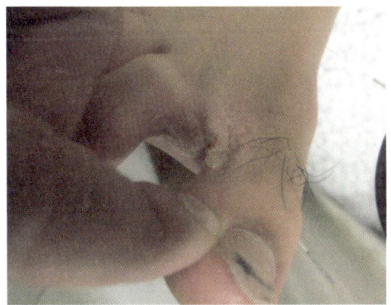

첫 사진 후 20일 뒤

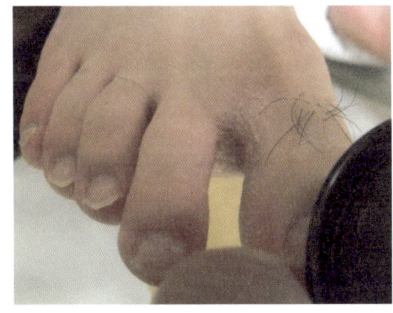 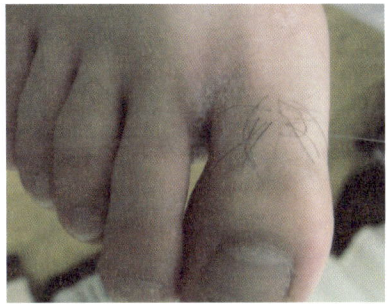

첫 사진 후 2개월 뒤

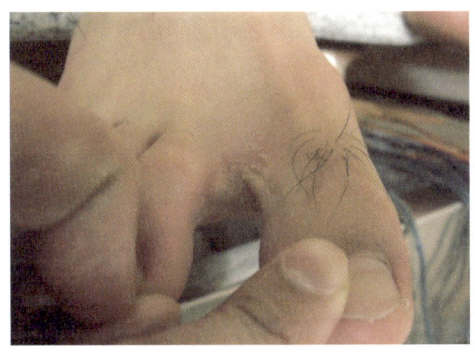

**첫 사진 후 3개월 뒤**
결국 엄지발가락쪽에 나타났던 습진도 다시 깨끗해집니다.

이 무렵에는

- 요통

- 두통

- 구토증상이 없어지고,

- 여드름도 많이 줄어든 상태입니다.

1. 손톱 발톱 (주변) 문제와 관련된 여러 질환들

발가락 1,2지 사이는 족궐음간경이 흐릅니다.
- 족궐음간경은 앞서 설명한 바와 같이 비뇨생식기 계통과 관련이 많습니다.
- 또, 골반 순환 및 척추 질환과도 관련이 많습니다.
- 소화기 질환 치료에도 쓰입니다.

족궐음간경이 소통되기 시작하면서, 구토 두통 요통 등의 관련 질환이 함께 해결된 사례입니다.

**<위의 세 가지 사례 (❷ 51세 여성 두꺼운 엄지발톱과 어지럼증 및 허리 통증, 무릎 통증 ❷ 46세 여성 심각한 우울증 환자의 엄지발톱과 노인성 관절염 ❷18세 남학생 엄지발가락의 족궐음간경足厥陰肝經과 요통 두통)의 공통점>**

〈골반 순환은 머리 쪽의 순환도 돕습니다.〉 편에서, 골반 순환과 뇌 기능과의 연관성에 대해서 설명한 바가 있습니다.
하초下焦의 기능이 회복되면서 상초上焦의 기능까지 원활해진다는 취지의 설명이었습니다.

위의 세 가지 사례는 위의 설명(《골반 순환은 머리 쪽의 순환도 돕습니다.》)을 부연해 주는 사례입니다.

정리해보면,
엄지발가락의 경락의 소통은
비뇨생식기능에도 도움이 되고,
비뇨생식기를 감싸고 있는 골반의 기능,
그리고 요추 천추 등의 척추,
더 나아가 뇌의 기능에까지 도움을 줍니다.

## 3. 엄지발가락 경락과 월경月經

### ✅ 17세 여학생
### 이상한 형태의 엄지발톱과 생리불순

생리불순 때문에 한의원에 내원했습니다.

- 생리를 한 달 내내 합니다.
- 입술이 건조해서 갈라집니다.
- 발톱 모양이 이상합니다.

발톱의 변화를 관찰해보겠습니다.

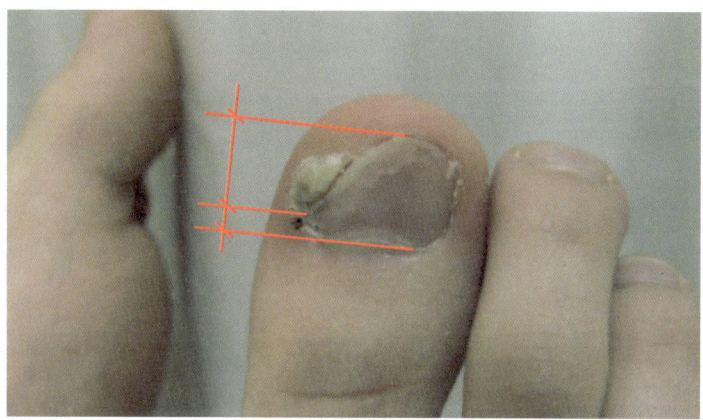

**처음**
발톱의 생김새가 이상합니다.

(내원 100일 무렵)

- 생리가 정상을 찾습니다.
- 발톱이 시간이 갈수록 정상적인 모양을 찾아갑니다.

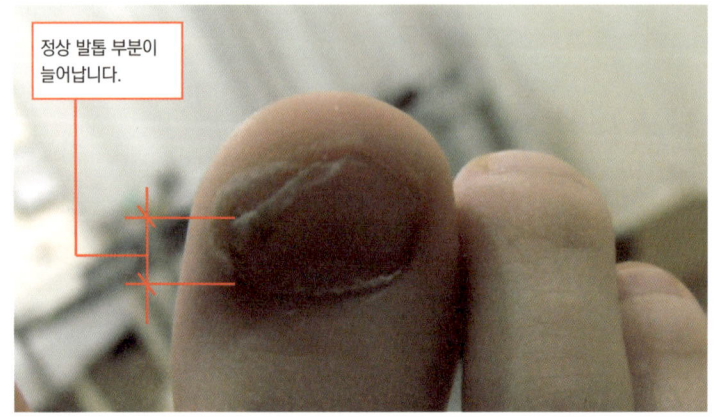

**약 100일 뒤**
발톱 모양이 보기 좋아지고 있습니다. 치료 100일 무렵,
생리가 정상으로 돌아옵니다.

이 학생의 입술 쪽 변화도 살펴보겠습니다.

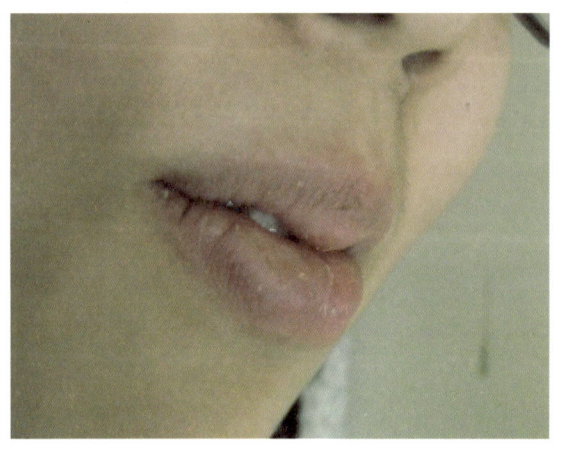

**처음**
입술이 많이 건조하고 갈라
졌습니다.

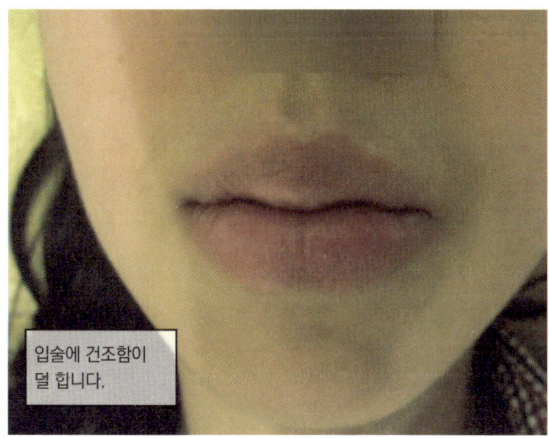

**2개월 뒤**
건조하던 입술에 윤기가 돕니다.

입술에 건조함이 덜 합니다.

한의학에서 입(口)은 자궁 방광 계통과 관련성이 있습니다.
자궁쪽 순환이 좋지 못하고 혈血이 말라서, 입술이 건조하고 틉니다.

자궁쪽 순환을 도와주고, 보혈補血을 해주는 방법으로

- 생리가 정상을 찾습니다.
- 입술에도 윤기가 생깁니다.
- 발톱도 정상 형태를 찾아갑니다.

※ 발톱 형태가 좀 더 정상으로 회복될 때까지는 치료를 받으시는 것이 좋겠습니다.

## ✅ 44세 여성
## 엄지발가락 관절(무지 외반증)과 생리통

- 심한 생리통과 요통 두통으로 고생합니다.
- 추위를 많이 탑니다.
- 엄지발가락이 외반증입니다.

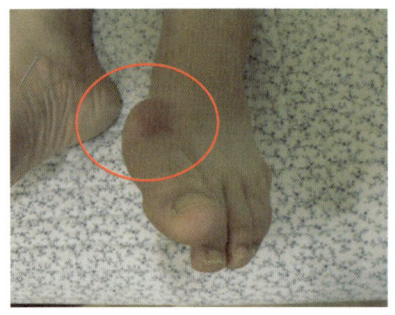
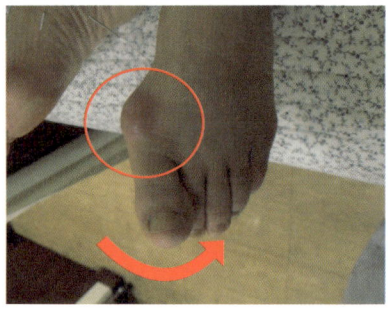

처음

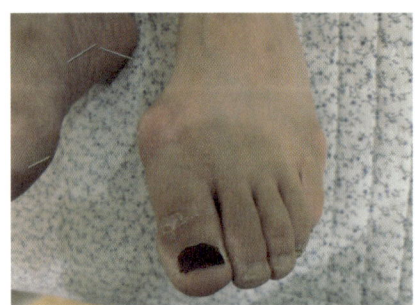

40일 뒤

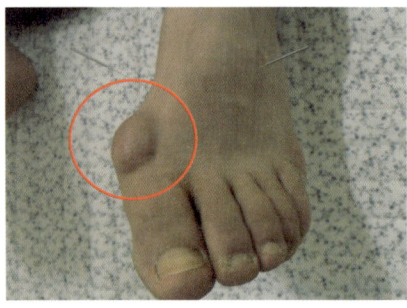

7개월 무렵

사진과 같은 변화가 나타나면서, 엄지 발가락 관절이 아파옵니다.

〈이 무렵〉

- 생리통이 없어져서 편합니다.
- 요통이 없어졌습니다.
- 추위를 덜 탑니다.
- 발 시림이 없어집니다.

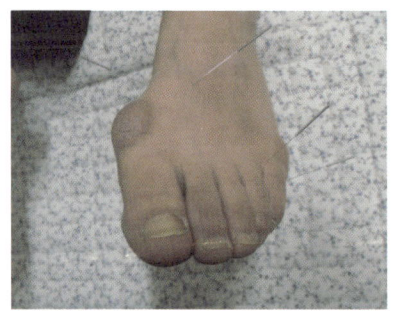 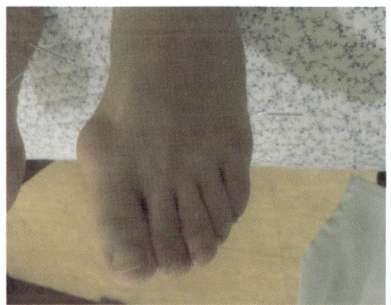

7개월 20일 뒤 　　　　　　　1년 2개월 뒤

이분의 발에 위와 같은 변화가 나타나면서, 나타난 또 다른 변화를 보겠습니다.

엄지손가락에 나타난 변화입니다.

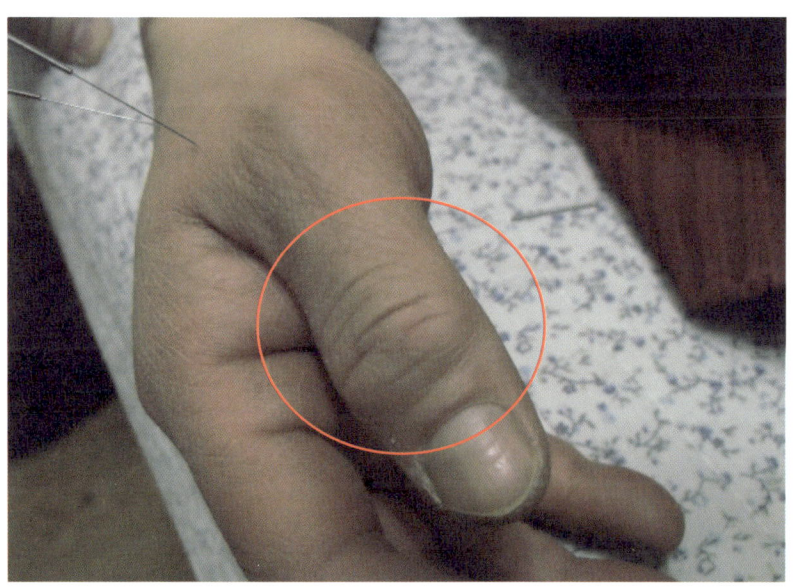

위에 발 사진 중에 내원 '7개월 무렵'에 찍었던 사진과 같은 날짜에 찍은 사진입니다.
엄지손가락 관절도 통증이 오면서, 툭 불거져 나옵니다.

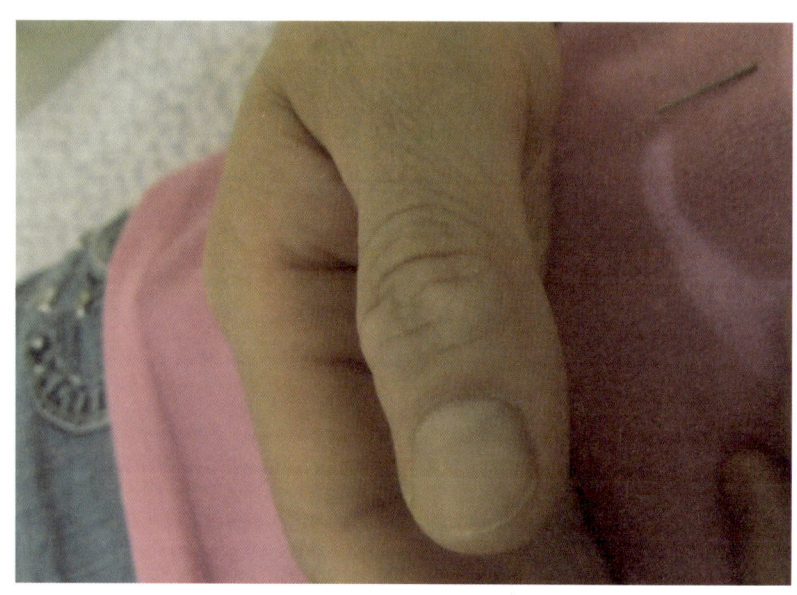

**앞 사진보다 204일 뒤**
엄지손가락의 관절도 다시 부드럽게 모양이 변했습니다.
(사진상으로는 자세히 봐야 알수 있겠네요.)

폐경락肺經絡에도 병사病邪가 심했던 것입니다.

엄지발가락 쪽 문제가 풀어지면서, 엄지손가락 쪽 문제도 같이 풀어졌다는 점에서. 앞에 광고 첫 사례('🔊 51세 여성 류머티즘 환자의 내향성 발톱')의 경우와 유사합니다.

※ 아직도 한참은 더 치료를 받으셔야 합니다만, 멀리 이사를 가시는 바람에 내원을 못 하시네요.
발이 정상 모습을 찾아가게 되면, 척추와 골반에도 좋은 영향을 줍니다. 해당 경락의 장부에도 좋은 변화가 나타납니다.

## 4. 손톱 (주변) 문제

### ✅ 70세 여성
### 내향성 엄지손톱

- 엄지손톱이 말려있습니다. (사진)
- 수년 전에 목 주변에 대상포진으로 고생하셨다고 합니다.[12]
- 발이 시립니다.

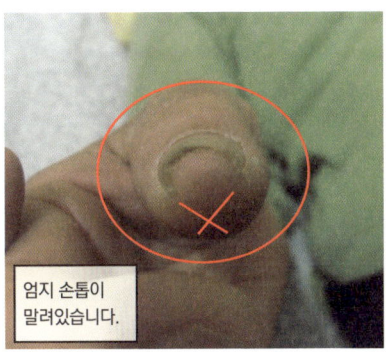

처음
엄지손톱이 말려있습니다.

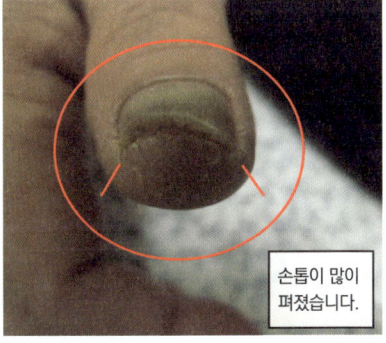

1년 뒤
연세가 많으신 것에 비하면,
- 손톱의 변화가 비교적 양호합니다.
- 발 시림도 덜해집니다.

---

12)　☞ 엄지손가락의 경락은 폐 계통과 관련이 많습니다. (침구학 교과서)
　　　또한 기도氣道가 위치하는 후두喉頭, 목주변, 경추 등과도 연관이 많습니다.
　　　목 주변에 병변이 있는 경우, 엄지손가락쪽으로 문제가 나타나는 경우가 많은 편입니다.

## ✅ 52세 여성
## 엄지손톱 조갑박리증

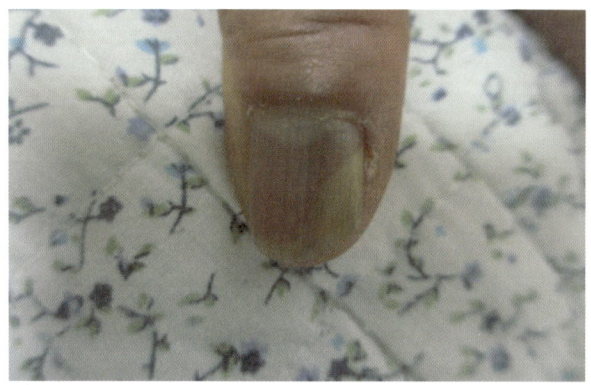

**처음**
치료될 수 있냐고, 몇 번이나 물어보시던 환자분입니다.
걱정이 많으신 분입니다.

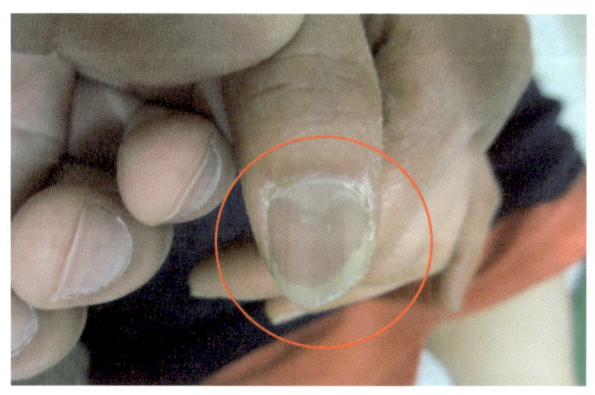

**4개월 보름 뒤**
바쁘셔서, 띄엄띄엄 치료를 받으셨는데도 반응이 괜찮습니다.

※ 손톱이 좀 더 온전한 모양으로 회복 될 때까지는 치료받으시는 것이 좋겠습니다.

## 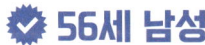 56세 남성
## 쭈글쭈글한 엄지손톱

- 목디스크 병원시술 뒤에도, 왼쪽 팔과 엄지손가락까지 저린 증상이 계속됩니다.
- 소변이 시원치 않습니다.
- 쉽게 피로하고, 허리도 개운치 않습니다.
- 사진처럼 엄지손톱이 쭈글쭈글하면서, 모양이 좋지 않습니다.(손톱이 쭈글쭈글한지 10년이 넘있다고 합니다.)
- 손톱 주변에 습진이 올라와 있습니다.

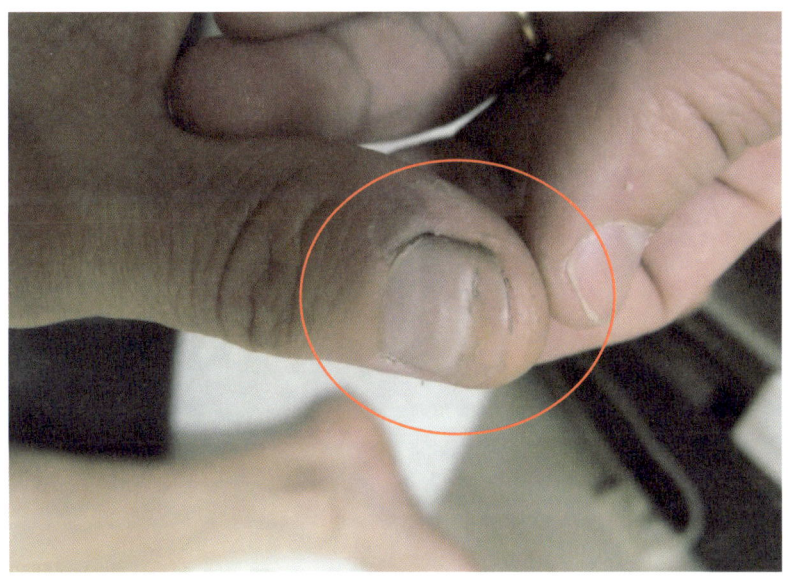

**처음**
1. 엄지손톱이 쭈글쭈글하면서, 모양이 좋지 않습니다.
(손톱이 쭈글쭈글한지 10년이 넘었다고 합니다.)
2. 손톱 주변에 습진이 올라와 있습니다.

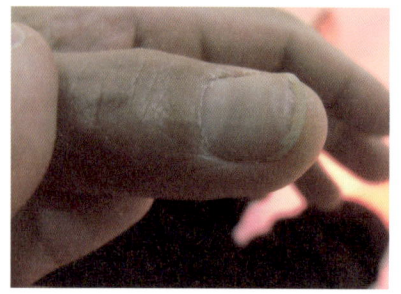
28일 뒤

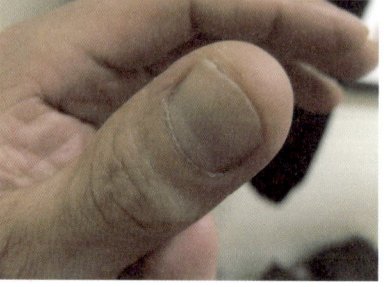
46일 뒤

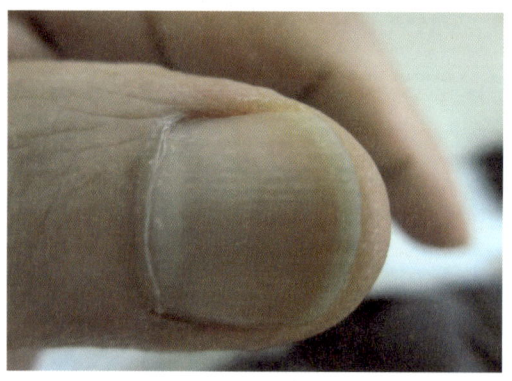

**3개월 1주일 뒤**
1. 쭈글쭈글하던 손톱이 펴져서 모양이 좋습니다.
2. 손톱 주변 피부도 깨끗해졌습니다.

(3개월 1주일 뒤)

- 팔 저림 증상이 없어졌습니다. 엄지손가락 저림 증상도 없습니다.
- 목도 많이 편해졌습니다.
- 소변이 시원합니다.
- 피로감도 훨씬 덜하고, 허리가 개운합니다.
- 쭈글쭈글하던 손톱이 펴졌습니다.
- 손톱 주변의 습진도 깨끗해졌습니다.

이분의 또 다른 변화를 보겠습니다.

- 왼쪽 어깨 견쇄관절부근에 뼈가 튀어나와 있습니다.

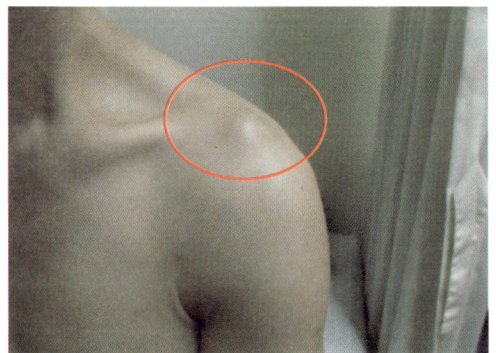

**처음**
왼쪽 어깨 견쇄관절 부근에 뼈가 튀어나와 있습니다.

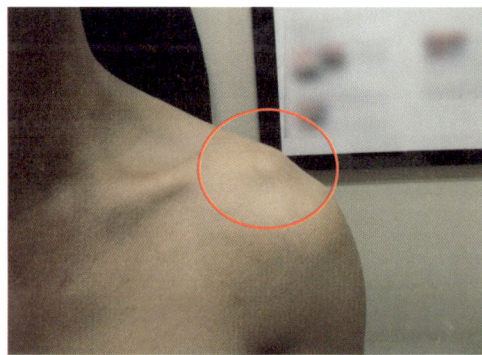

**45일 뒤**
조금 줄어들었습니다.

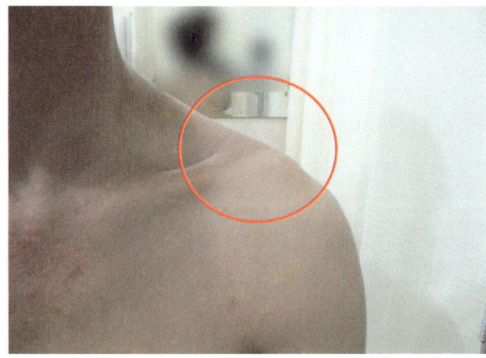

**95일 뒤**
튀어나와있던 뼈가 없어졌습니다.

견쇄관절 쪽에 튀어나온 뼈가 치료 과정 중에 없어져서, 정상적인 모습으로 회복됩니다.

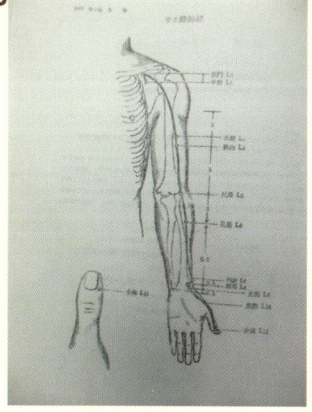

엄지손가락과 관련된 경락인
**수태음폐경手太陰肺經**입니다.
- 폐경 주치主治
호흡기 계통 병증과 폐경이 경과하는 부위의 병증을 주치한다.

병증이 나타난 부위가 수태음폐경의 경로와 같습니다. 폐경락이 치료가 되면서, 경추 문제, 손톱 주변 습진 문제, 손톱 문제 등이 같이 해결되었습니다.

### <위의 두 사례 '◆ 70세 여성 내향성 엄지손톱 ◆ 56세 남성 쭈글쭈글한 엄지손톱'의 공통점>

목주변의 병변이 엄지손톱으로까지 문제가 나타났다는 점에서 공통점이 있습니다.

##  12세 남학생
### 손톱 흰 반점

손톱에 흰 반점들이 많습니다.

📢 이런 경우, 음식을 잘 먹어도, 영양 흡수에 문제가 있는 경우가 많습니다.

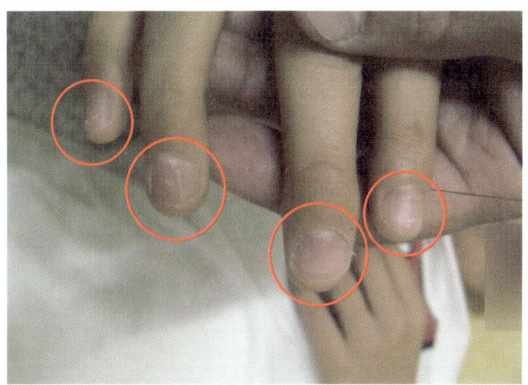

(오른손)

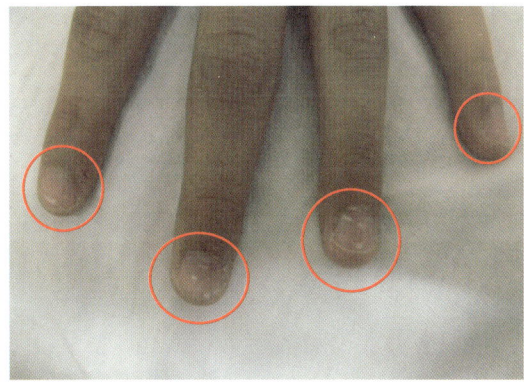

(왼손)

처음 손톱에 흰 반점들이 많습니다.

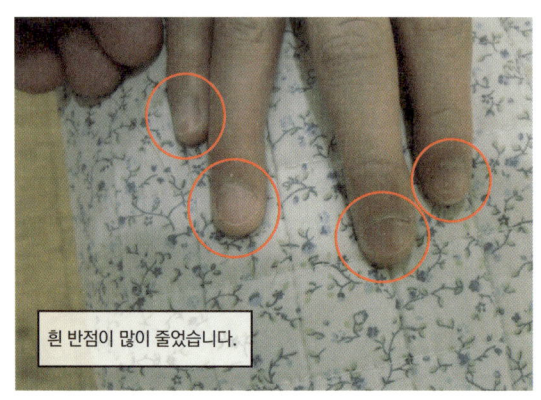

흰 반점이 많이 줄었습니다.

(오른손)

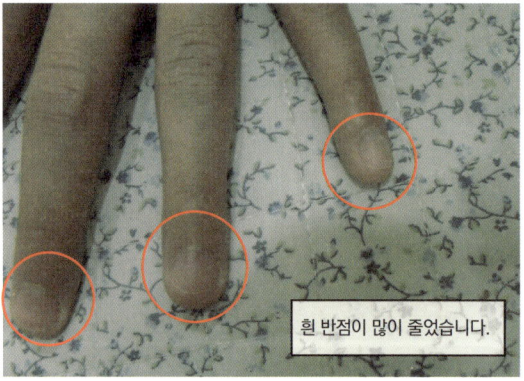

흰 반점이 많이 줄었습니다.

(왼손)

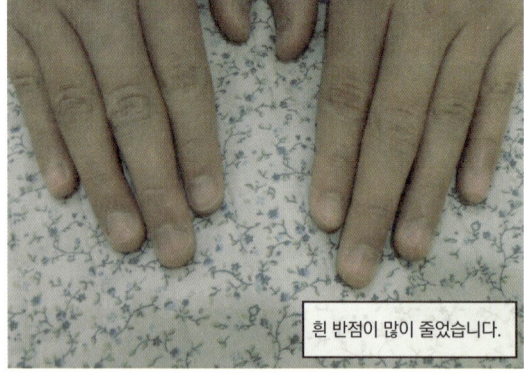

흰 반점이 많이 줄었습니다.

**35일 뒤**
흰 반점이 많이 줄었습니다.

## 1살 남아
### 쭈글쭈글한 엄지손가락 피부

제 아들입니다. 돌이 지났을 무렵입니다.

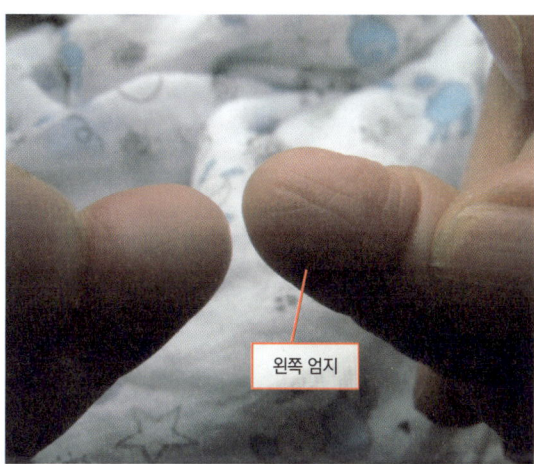

**처음**
엄지손가락의 피부가 사진처럼 쭈글쭈글합니다. 엄지손가락의 경락은 폐 계통과 관련이 많고, 면역기능과 관련이 있습니다.
아빠를 닮아…허약체질로 크지 않을까 걱정이 됩니다.

왼쪽 엄지

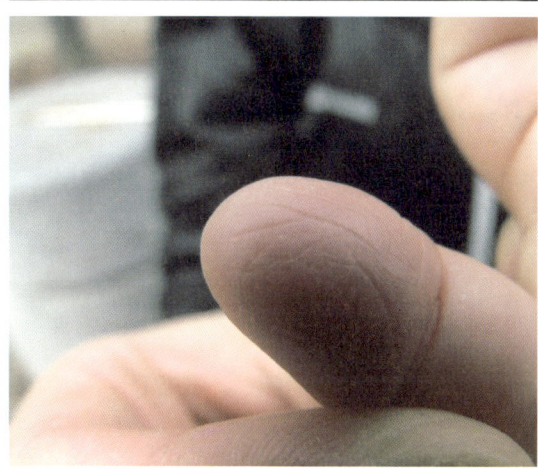

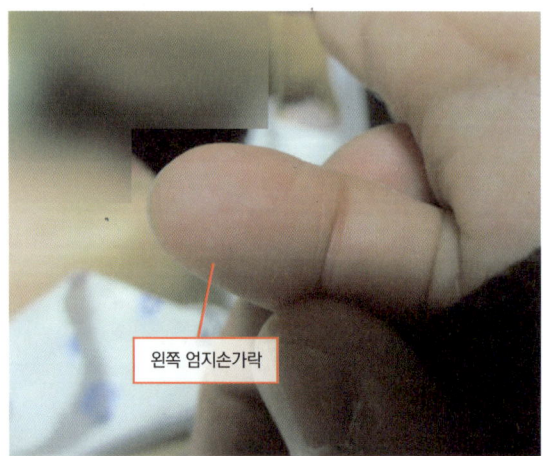

**1년 뒤**
쭈글쭈글한 것이 없어졌습니다.

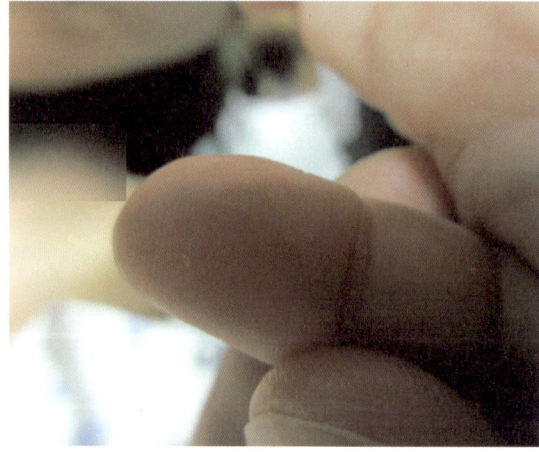

## 5. 기타 손톱발톱 주변 문제

### ✔ 42세 남성
### 사마귀

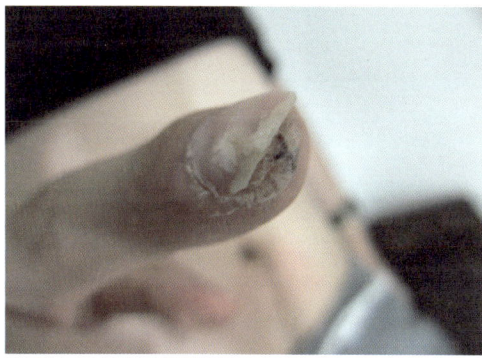

처음

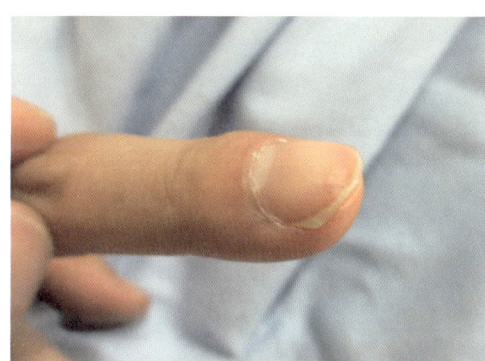

2개월 뒤

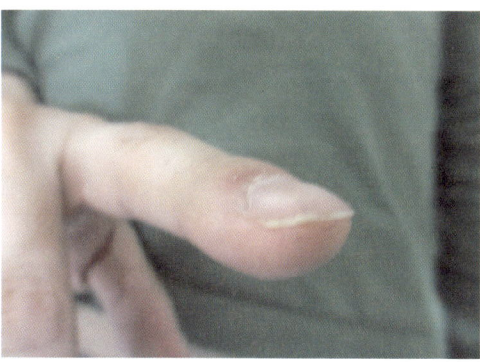

3개월 뒤

## ✅ 41세 여성
### 4번째 손가락 사마귀

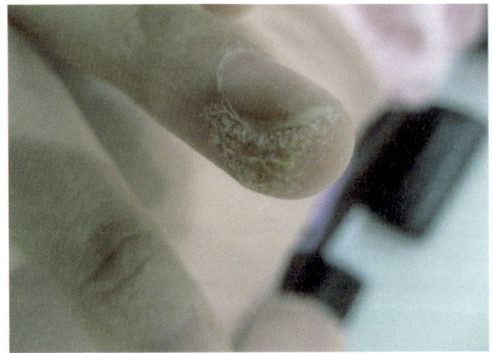

처음

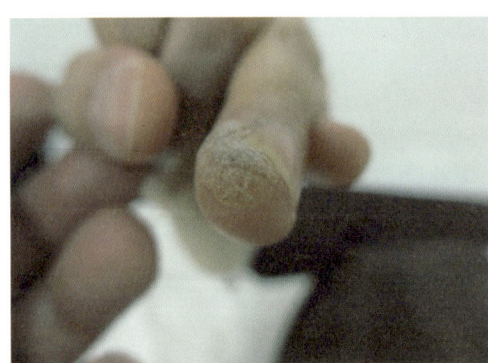

한 달 뒤

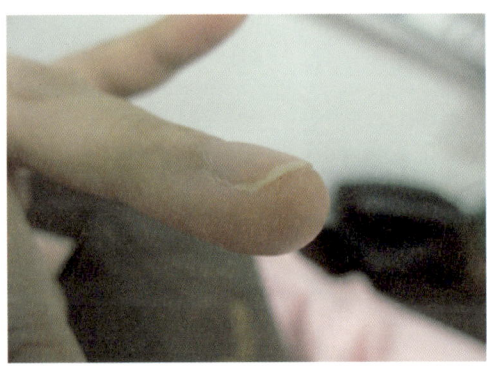

두 달 보름 뒤

## 🏅 49세 남성
### 두꺼운 발톱무좀

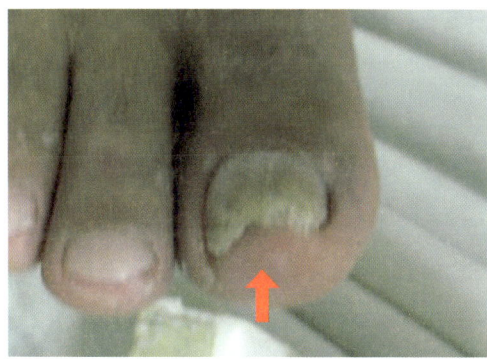

처음

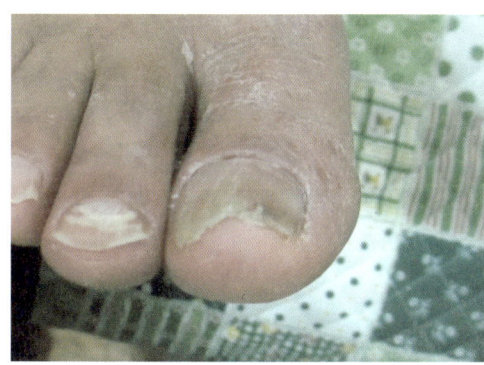

2년 6개월 뒤

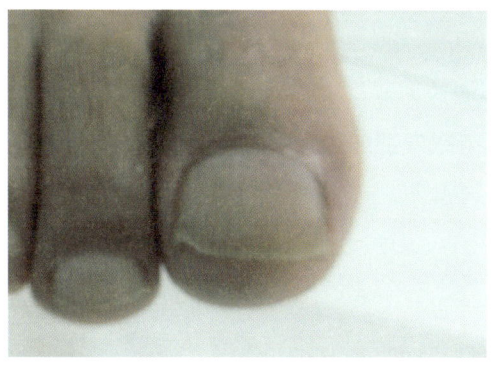

4년 4개월 뒤

## ✅ 66세 여성
## 두껍고 검은 엄지발톱과 고관절통증

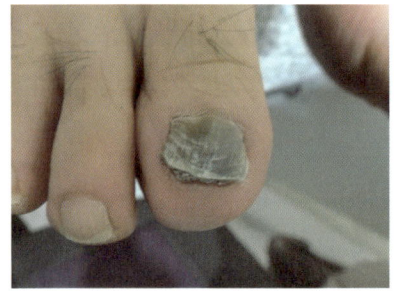
(오른발)

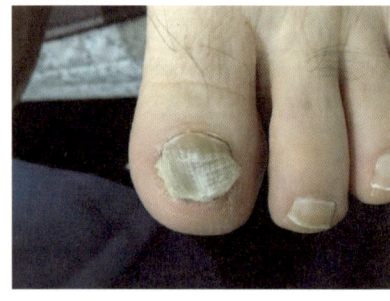
(왼발)

**처음**
- 엄지발톱이 검고 두껍습니다.
- 고관절 통증으로 고생합니다.

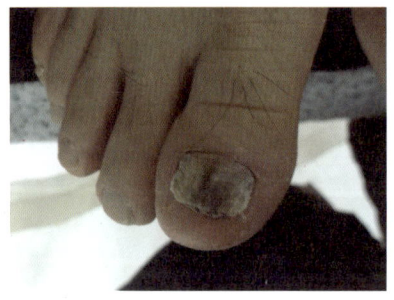
(오른발)

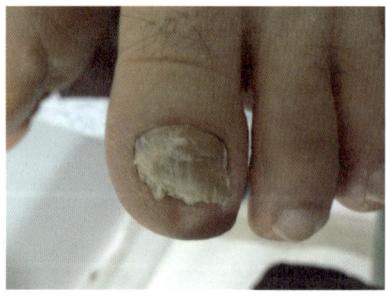
(왼발)

**4개월 뒤**
- 엄지발톱이 밝아지고 있습니다.
- 요새는 고관절통증이 없습니다.

---

엄지발가락의 경락은 비뇨생식기계통과 관련이 많습니다.
여성분들은 자궁계통과 관련이 많습니다.
자궁계통의 문제는 고관절통증으로 나타나기도 합니다.

자궁계통의 냉기가 풀어지면서
고관절의 문제도 해결되기 시작합니다.

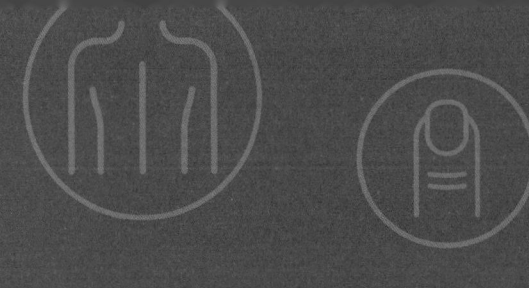
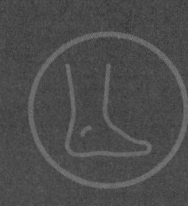

# 2

## 기타 질환별 치료 사례

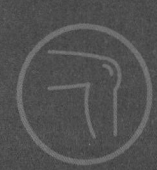
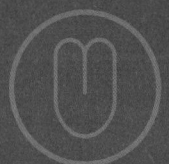

## 구내염口內炎 구창口瘡

### ✅ 81세 여성
### 복숭아뼈가 부어올랐어요. 입이 헐어요.

몸이 힘들 때마다, 가끔씩 한의원에 오시는 분입니다.
- 하루는 입술이 헐었다고 오셨습니다.
- 복숭아뼈도 부어올라 있습니다.

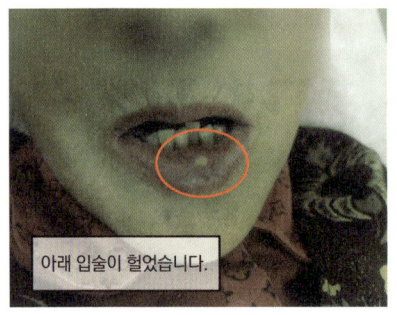

아래 입술이 헐었습니다.

**처음**
입이 헐어서 무척 아픕니다.

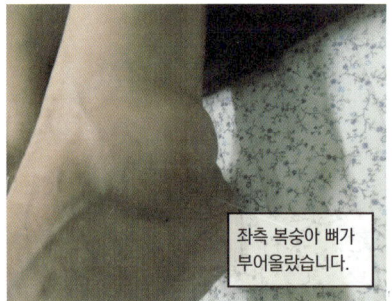

좌측 복숭아 뼈가 부어올랐습니다.

**처음**
다친 적도 없는데, 바깥쪽 복숭아뼈가 부어올랐습니다.

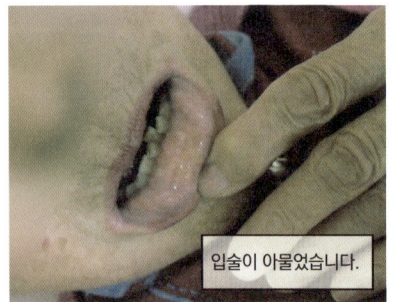

입술이 아물었습니다.

**1주일 뒤**
입술이 아물었습니다.

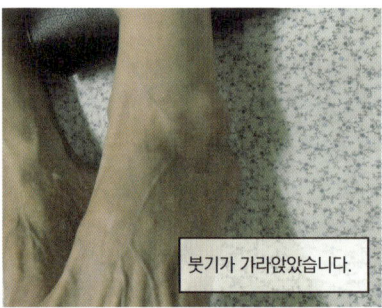

붓기가 가라앉았습니다.

**1주일 뒤**
복숭아뼈도 붓기가 가라앉았습니다.

한의학에서, 구창口瘡 구순염口脣炎 등 입 주변 질환은 방광 자궁 항문 쪽의 질환과 관련성이 많습니다. (바깥쪽 복숭아뼈는 족태양방광경足太陽膀胱經에 속합니다.)

그래서, 입과 입주변에 자주 염증이 생기는 분들은
-자궁 쪽에도 염증이 생기는 경우가 많고,
-오줌소태(방광염) 등으로 고생하는 경우가 많습니다.

구창 구순염 등의 질환을 다스리는 한의학적 치료는 자궁방광 쪽의 질환도 같이 좋아지게 합니다.

※ 많이 연로하셔서, 꾸준한 관리가 필요하겠습니다.

## 남성 질환 · 여성 질환

이미 앞에서 발톱 문제를 얘기하면서, 비뇨생식기 쪽 질환을 많이 언급했습니다.

남성의 전립선 질환이나, 만성 골반 통증 증후군이 편해지기 시작하면, 성기능도 따라서 올라갑니다. 한의원에서 치료를 받으면서 남자분들은 정력이 좋아지는 것을 경험합니다.[13] 여성의 경우도 마찬가지입니다.
여기서는 사례 하나만을 소개합니다.

---

13) 2019년 무렵에 기록해둔 에피소드 하나를 소개합니다.
어느날 남자환자 한 분이 오셨습니다.

피부가 가려워죽겠다고 합니다. 잠을 못잔다고 합니다.
피부연고를 오른손으로 바르다보니 우측 검지손가락에 습진이 있다고 한다.
(검지손가락은 대장경락이 흐르고, 고환이 아프다고 하는 산증疝症과 관련이 많습니다.)

진찰을 합니다.

고환이 이유없이 뻐근하게 아프진 않으신가요?

환자의 눈이 똥그래집니다.

증상이 다 보입니까?
고환이 많이 아파서 비뇨기과에 다닙니다. 정계정맥류라고 안좋아진다고 하는데…

이분이 한의원에 계속 다닙니다. 벌써 6개월이 넘었습니다.
- 피부가 관리 가능한 정도까지 많이 좋아져서, 잠도 잘 잡니다.
- 한의원에 1,2달 다니면서 고환이 안아프다고 했었습니다.
그래도 결국은 정계정맥류 수술을 받았습니다. 환자들은 수술에 대한 기대감이 큰 것 같습니다. 환자들은 증상이 좋아져도 결국 수술을 선택합니다.

- 당뇨수치가 줄어들고 있습니다.
- 더 좋은것은
심한 심적 고통을 당한 후에 성기능이 아예 '無'였고, 그래서 부부관계를 못한 지가 10년이 넘었었다고 합니다.

그 성기능이 고개를 들기시작했다고…

아직은 부부관계를 하지는 않은신 듯 합니다. 너무 오래되니, 쑥스러워서 못하겠다고 합니다.

대장경락이 치료되면서 피부질환과 성기능도 같이 좋아진 경우입니다. 이와같이 성기능이 회복된 사례들은 매우 많습니다.

## 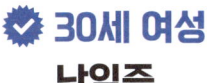 30세 여성
## 난임증

시험관 아기 시술을 앞두고 내원하셨습니다.
시술 예정일이 3개월 뒤입니다.

- 자궁내막증이 있어, 생리통이 엄청 심합니다.
- 얼굴빛이 회색입니다.
- 코에 피지가 자주 납니다.
- 잇몸 색깔이 자줏빛 색을 띕니다.(아래 사진) 잇몸에서 피가 자주 납니다.
- 소변이 시원하지 않습니다.

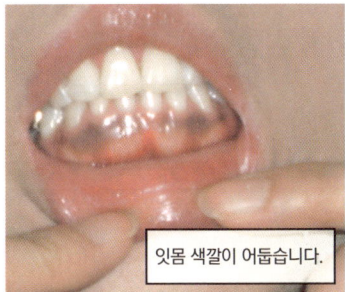

잇몸 색깔이 자줏빛 색을 띕니다.

잇몸 색깔이 어둡습니다.

한의학에서, 입(口)은 자궁 방광 계통과 관련성이 있습니다.
잇몸 색깔이 어둡다고 해서, 누구나 불임, 난임으로 고생을 하는 것은 아닙니다만,
자궁 쪽의 기능이 원활하지 않을 것이라는 것을 짐작할 수 있습니다.
환자에 대한 관형찰색觀形察色은 진단의 중요한 힌트가 됩니다.

(40일 뒤)
- 임신이 잘 되셔서, 그 해가 가기 전에 건강하게 자연분만 하셨습니다.[14]

---

14) 몸 상태가 좋지 않은 상황이라 치료를 좀 더 받으신 후에 아이를 가질 것을 권했으나, 임신이 빨리 되었습니다.

- 얼굴이 회색빛이 사라지고 밝아졌습니다.
- 코에 피지가 그동안 나지 않았습니다.
- 소변이 시원합니다.

. . .

(약 2년 뒤)

아이가 돌이 지나 아이를 안고 오셨습니다.

아이 엄마는 비교적 마른 체형이긴 하셨지만, 더 살이 빠져서, 너무나 수척해진 상태입니다.

- 모유가 그치지 않습니다.

    모유량이 너무 많고, 물처럼 줄줄 나옵니다.[15]

    모유를 1년 넘게 먹이고 있습니다.

- 출산 이후로 계속 머리 쪽과 등 쪽에 한기寒氣가 듭니다.

출산을 한 지 1년이 넘게 지났지만, 산후조리하듯 처방을 합니다.

(다시 오신지 3일 뒤)

- 모유가 3일 정도 만에 많이 줄었습니다.

    물젖으로 줄줄 나오던 것이 찰진 참젖으로 나온다고 좋아합니다.

(다시 오신지 한 달 뒤)

- 머리와 등 쪽의 한기寒氣가 많이 줄었습니다.

※ 산달마다 정기적으로 한의원에 오셔서 관리를 받으시는 것이 좋겠습니다.

---

15) 몸의 영양분이 줄줄 새어나가는 망양증亡陽症(양기가 망한 증상)과 유사합니다.

## 다한증多汗症 (땀 관련 질환)

### ✅ 34세 남성
### 한쪽으로만 나는 땀

스트레스를 많이 받는 직장인입니다.
어느 날부터인가 잠잘 때 땀을 흘린다고 합니다.[16]

- 오른쪽으로만 땀이 납니다.[17]
- 땀 냄새가 심합니다.
- 발 냄새가 심합니다.
- 소변을 너무 자주 봅니다. (소변빈삭증小便頻數症)

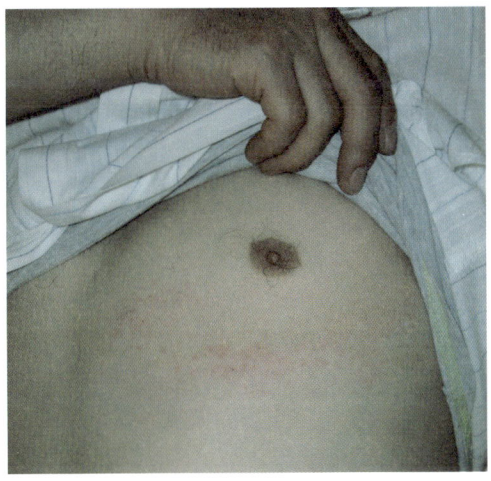

**처음**
좌측 가슴 아래로 피부염이
가볍게 올라와 있습니다.

---

16) 도한증盜汗症(잠잘 때 난다고 해서, 도둑 땀이라고 합니다.)은 허증虛症이 심할 때 나타나는 증상입니다.
17) 일반적으로 '한쪽으로만 나는 땀'을 '양쪽으로 나는 땀'보다 더 중증으로 분류합니다. 좌우 불균형상태이기 때문입니다.

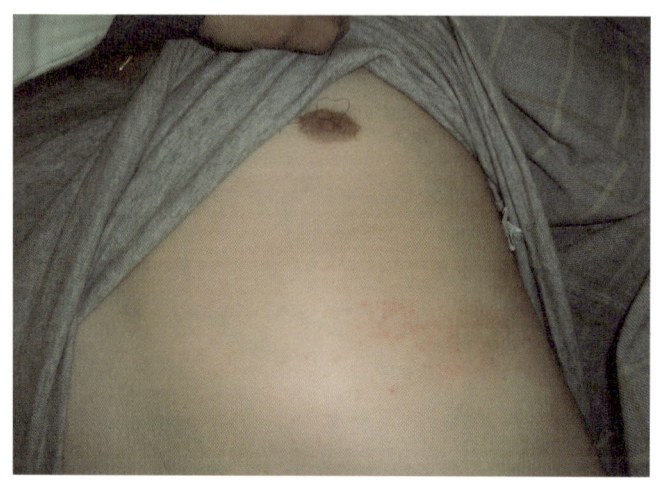

**27일 뒤**
땀이 줄고, 컨디션이 회복되면서 피부염 위치가 조금씩 바뀝니다.

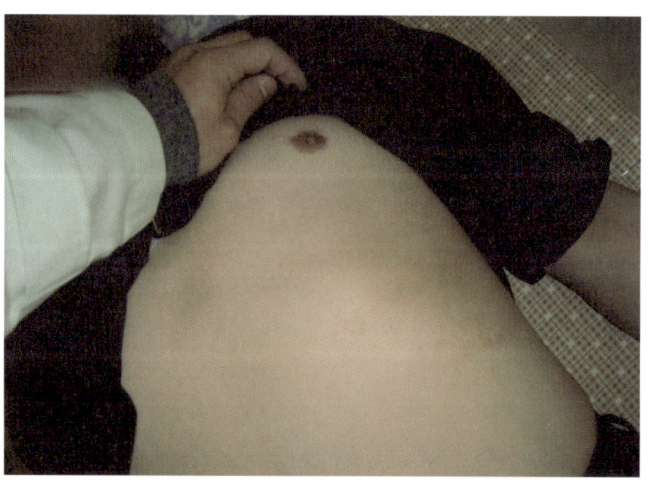

**48일 뒤**
피부염이 다 없어지고, 흔적만 남은 상태

발쪽에 나타난 변화를 보겠습니다.

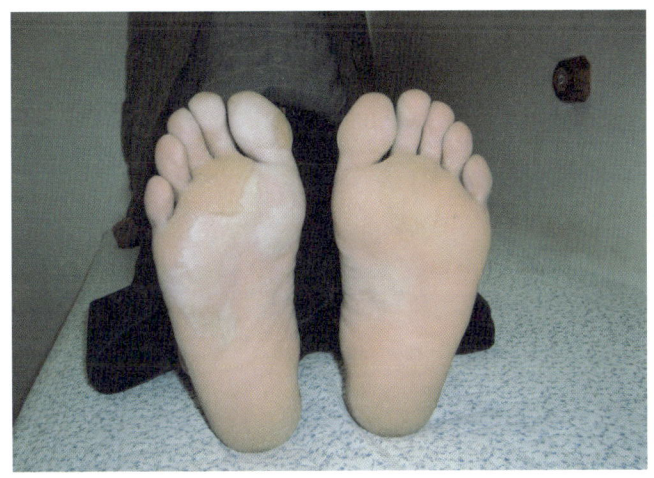

**내원 27일 뒤**
우측 발에만 땀이 흥건해서 우측 발바닥이 짓무른 상태
(처음 오셨을 당시에 발 사진을 못 찍었습니다. 처음엔 상태가 더 심했습니다.)

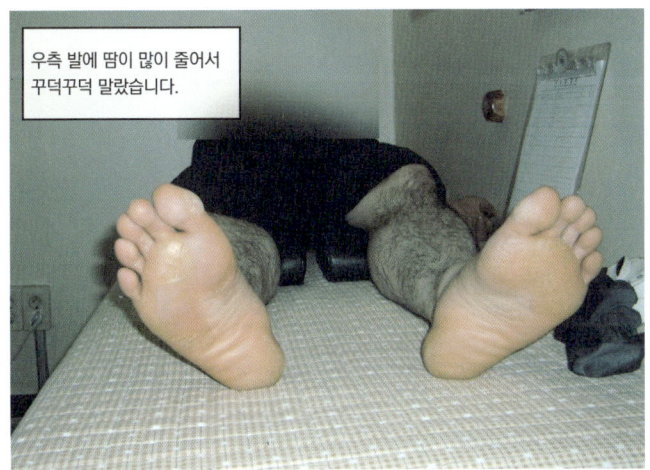

우측 발에 땀이 많이 줄어서
꾸덕꾸덕 말랐습니다.

**내원 48일 뒤**
1. 발에 땀이 많이 줄어서, 발바닥이 꾸덕꾸덕 말랐습니다.
2. 소변빈삭증이 줄어들면서.
3. 발 냄새도 같이 줄어듭니다.

(내원 48일 뒤)

- 소변빈삭증이 줄어들면서
- 발 냄새가 현격히 줄어들기 시작합니다.

(치료 100일 무렵)

- 발바닥 땀나는 정도가 양측이 비슷한 정도로 정상적으로 돌아와 있었습니다.
- 발 냄새가 없어졌습니다.

※ 가을에 증상이 심하게 발현되었으므로, 가을마다 체력이 떨어지지 않도록 조심하시는 것이 좋겠습니다.

언젠가 TV에서 기인奇人을 소개하는 것을 본 적이 있습니다.
'세상에 이런 일이' 와 유사한 형태의 프로그램이었던 것 같습니다.

젊은 사람이 차가운 냉면을 먹기만 하면, 얼굴에 땀이 납니다. 게다가, 얼굴 전체에 땀이 나는 것이 아니라 한쪽에만 땀이 납니다.

한의사인 입장에서 프로그램을 보면서, '저분은 기인이라기보다는 중증 환자인데… 얼른 한의원에 가셔서 치료를 받으셔야 할 텐데…' 하고 걱정이 지나갔네요.
ㅎㅎ

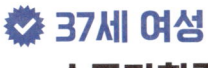
## 37세 여성
## 수족다한증

- 주먹을 쥐면, 손바닥에서 땀이 뚝뚝 떨어집니다.
- 생리 때만 되면, 항상 피부 트러블이 심합니다.

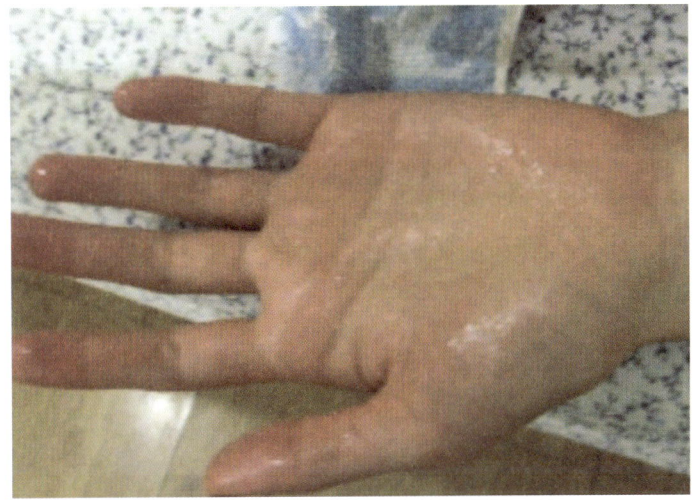

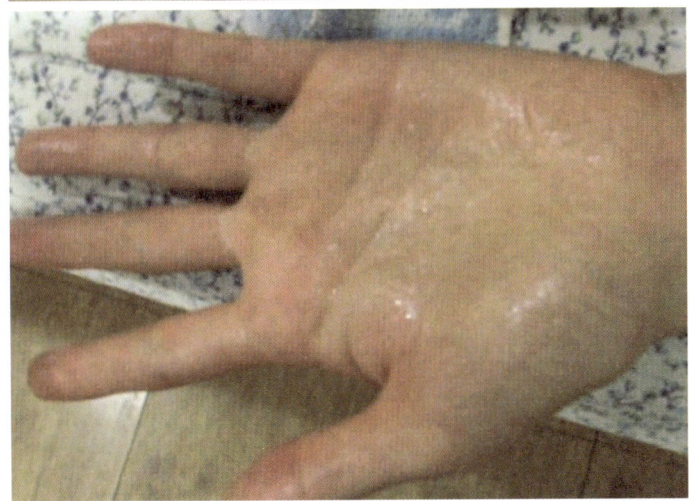

**처음**
동영상을 캡처한 사진입니다. 손바닥에 땀이 흥건합니다.
(주먹을 쥐락펴락하면, 금세 땀이 과하게 납니다.)

수족다한증 환자를 종종 봅니다만, 사진이나, 동영상으로 찍어놓으면, 땀이 흥건한 상황이 잘 표현이 되지 않습니다. (제가 사진을 잘 모르고, 전문가용 사진기가 아니라 그럴 수도 있습니다.) 이 분은 사진과 동영상으로도 땀이 흥건한 상황이 잘 보일 정도로, 증상이 무척 심합니다.

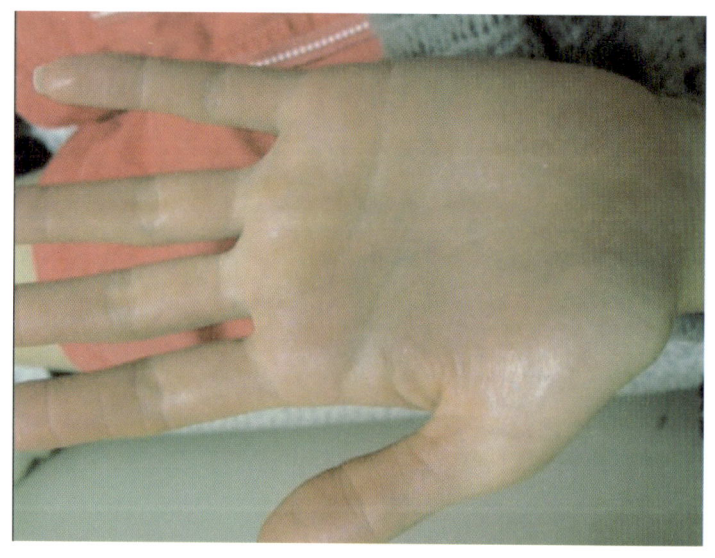

**70일 뒤**
손을 쥐락펴락해서 땀을 내려고 한 이후의 사진입니다.
1. 손이 보송보송해졌습니다.
2. 주먹을 쥐락펴락해도 땀나는 시간이 한참 걸립니다.

(70일 뒤)

- 비교적 빠른 시간 안에 눈에 보일 정도로 손에 땀이 줄어들었습니다.
- 생리 때마다 고생하던 피부 트러블이 많이 줄었습니다.

수족다한증은 치료가 까다로운 편입니다.

그리고, 대체로 만성적인 상황이라, 치료 기간이 길 수밖에 없습니다.

몸에 양기陽氣가 슬슬 빠져나가는 허증虛症으로 보고 치료를 합니다.

경험해본 바로는, 전신 다한증보다 부분적인 다한증이 더 오래 걸리는 것 같습니다.

※ 이 환자분도 정기적인 사후관리가 필요한 상태입니다.

## 디스크 및 협착증 등 척추 질환

### ✅ 43세 남성
### 척추분리증 환자의 요통 (짧은 기간의 치료 사례)

청소년기 때부터 허리가 아파 고생하셨다고 합니다.

평상시 척추분리증을 앓고 계시던 분입니다.

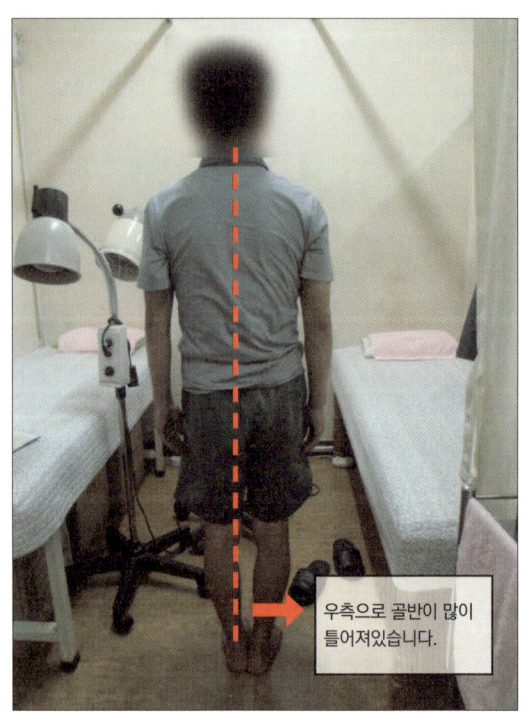

우측으로 골반이 많이 틀어져있습니다.

**처음**
심한 허리 다리 통증으로 내원하시던 당시

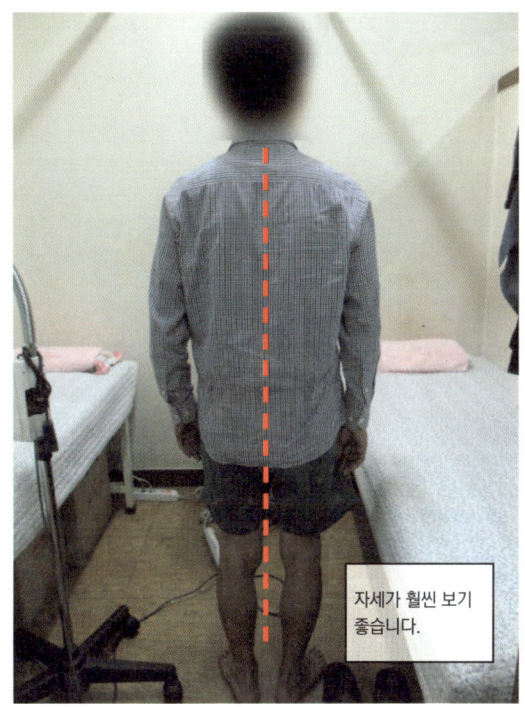

**5일 뒤**
온전하지는 않지만,
**자세가 훨씬 보기 좋아졌습니다.**

최근 스트레스와 업무 과다로 컨디션이 최저로 떨어지면서

- 평소 앓던 요통이 심해집니다.
- 골반이 틀어지면서, 심한 요각통(허리 다리 통증)으로 고생합니다.

(5일 뒤)

- 허리가 많이 편해졌습니다.
- 자세가 좋아졌습니다.

※ 치료가 마무리된 것은 아니며, 워낙 오랜 기간 고생하시던 질환인 만큼 꾸준한 관리가 필요하겠습니다.

## 목 주변(턱 포함)의 질환들

### ✅ 29세 여성
### 목에 이물감

- 목이 늘 아프고, 목에 뭔가 걸린 듯 이물감이 있습니다.
- 복부를 눌러보면(복진腹診), 복부 전체가 단단하게 경직되어 있습니다.
- 변비가 심합니다. 1주일에 1,2번정도 겨우 봅니다.
- 젊은 나이인데, 생리양이 적습니다. 하루 만에 생리가 끝납니다.
- 저녁이면 다리가 붓습니다.

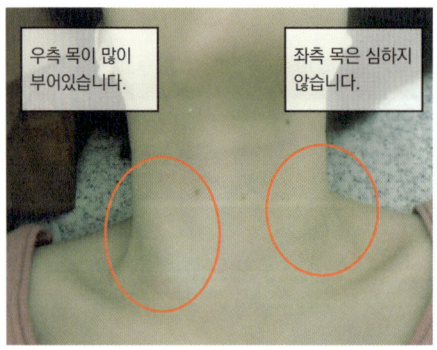

**처음**
1. 목에 이물감을 느끼고,
2. 오른쪽 목이 부어있습니다.

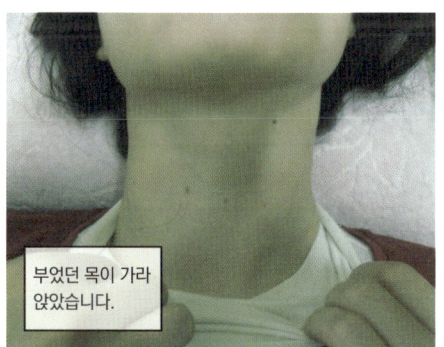

1달 뒤

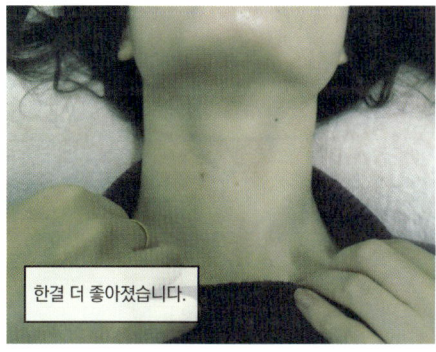

2달 뒤
1. 목이 많이 편해졌습니다.
2. 부어있던 목이 가라앉았습니다.

(2달 뒤)

- 목이 많이 편해졌습니다.

- 복부 경직도가 많이 줄었습니다.

- 대변이 많이 편해졌습니다.

- 생리양이 늘었습니다.

- 다리가 붓지 않습니다.

## ✅ 18세 남학생
## 설사병이 잡히면서, 좋아지는 목의 피부 색깔

- 설사가 4일째 계속됩니다. 하루에 2,3회씩 물 같은 설사를 합니다.
  내과에서 지사제를 처방받아 먹었는데도, 설사가 계속됩니다.
  일반적으로, 설사를 하면, 배가 아픈데, 이번 설사는 배도 안 아프고 갑자기 터져 나옵니다.
- 배를 만져보니(복진腹診), 이곳저곳 통증을 호소합니다.

이 학생의 설사가 치료되면서, 나타난 피부의 변화입니다.

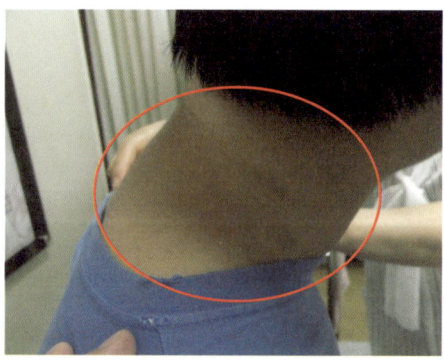

**처음**
목 주변이 때가 낀 듯 지저분합니다.

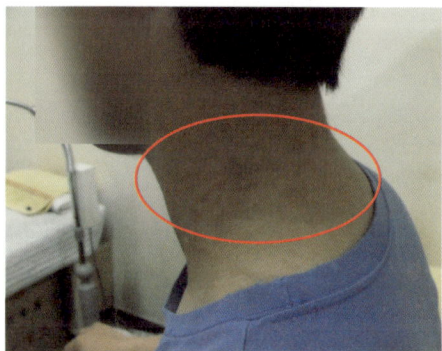

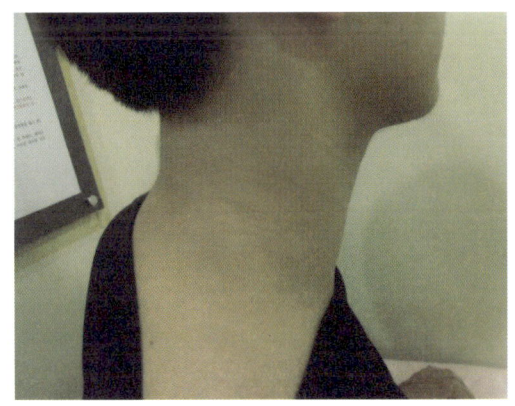

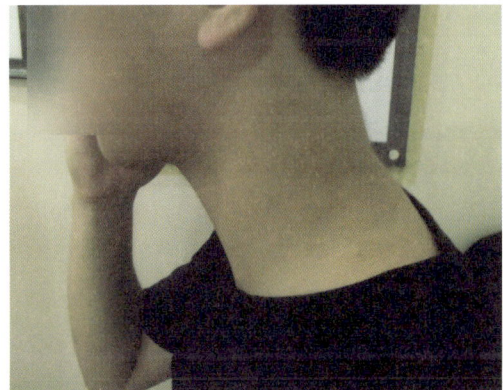

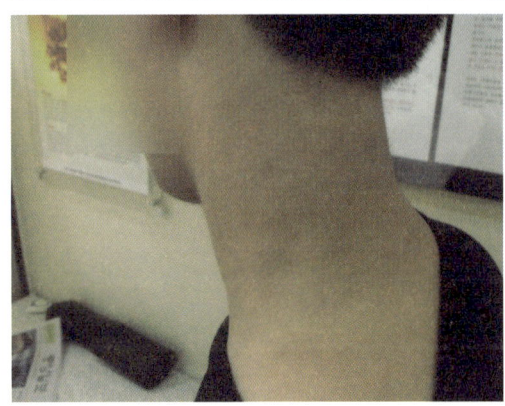

**한달 보름 뒤**
목의 피부가 많이 밝아졌습니다.

## 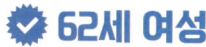 62세 여성
## 목 주변과 사타구니 쪽 피부가 검고, 가려워요.

- 사타구니 쪽과 목 주변이 가렵습니다.
  · 피부과 약을 2년동안 복용하셨습니다.
  그 뒤로는 바르는 약을 계속 바르고 있습니다.
  · 가려워서 잠을 수차례 깹니다.
  · 목욕탕같이 뜨거운 곳에 가면 더 검고, 가려워집니다.
  · 심하면, 머릿속까지 너무 가렵습니다.
- 양쪽 무릎이 다 아픕니다.

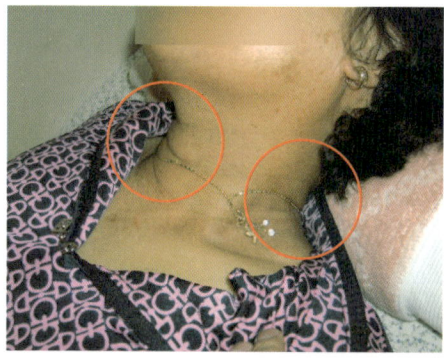

**처음**
동그라미 친 부분이 피부가 검고, 가렵습니다.
(사진 상 표현이 좀 덜 된 것 같습니다.)

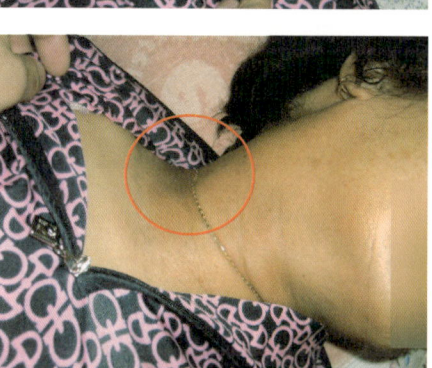

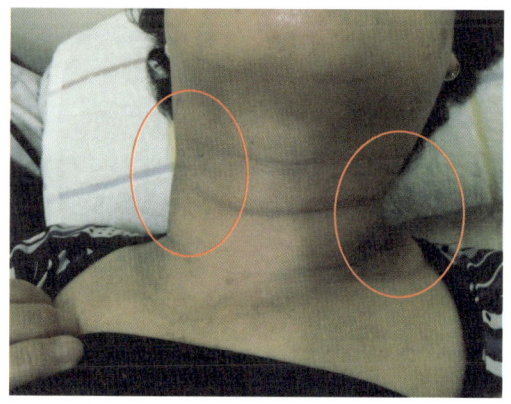

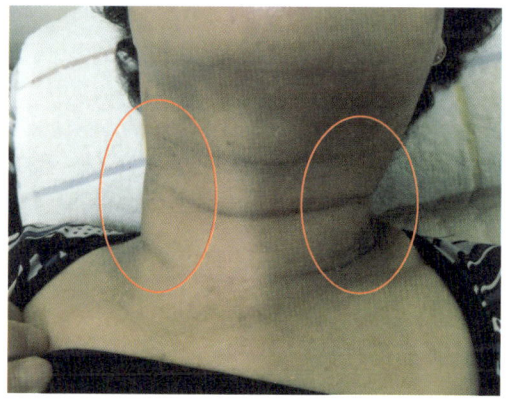

**6개월 뒤**

1. 동그라미 친 부분과 주변의 색깔을 비교하면, 차이가 나지 않습니다. (사진 상 표현이 좀 덜 된 것 같습니다.)
2. 가려움증도 없어졌습니다.

(6개월 뒤)

- 피부가 밝아졌습니다. 사타구니 쪽도 밝아졌다고 신기해하십니다.

- 가려움이 거의 없습니다. (밤에 잠을 안 깨고 잡니다.)

- 무릎이 괜찮습니다.

※ 오랜 기간 고생하셨기 때문에, 꾸준한 관리가 필요한 상태입니다.

### <위 3가지 사례의 공통점 – 목주변과 골반강 사이의 관련성>

1. 앞의 3가지 사례
(● 29세 여성 목에 이물감
● 18세 남학생 설사병이 잡히면서, 좋아지는 목의 피부 색깔
● 62세 여성 목 주변과 사타구니 쪽 피부가 검고, 가려워요.)는
'목 주변'과 '골반강쪽'의 변화가 같이 나타났다는 점에서 유사한 면이 있습니다.

2. 그리고
'● 51세 여성 류머티즘 환자의 내향성 발톱'의 사례와
'● 44세 여성 엄지발가락 관절(무지 외반증)과 생리통'의 사례를 보면,
엄지발가락과 엄지손가락에 동시에 변화가 나타났습니다.

☞

엄지발가락의 경락은 비뇨생식기계를 포함한 골반 및 요추 척추와 관련이 있고, 엄지손가락의 경락은 폐기관지 계통을 포함한 경추 및 목 주변과 관련 있다는 점을 생각해보면,

위 5가지 사례
(● 29세 여성 목에 이물감
● 18세 남학생 설사병이 잡히면서, 좋아지는 목의 피부 색깔
● 62세 여성 목 주변과 사타구니 쪽 피부가 검고, 가려워요.
● 51세 여성 류머티즘 환자의 내향성 발톱
● 44세 여성 엄지발가락 관절(무지 외반증)과 생리통)는
같은 맥락의 질환이라고 여겨집니다.

## 배꼽

### ✿ 13세 여학생
### 배꼽에 때가 끼고, 변비가 심해요. 생리를 안 해요.

- 배꼽에 때가 껴 있어서 지저분합니다.
- 변비가 심합니다.
  대변을 1주일에 2번 겨우 봅니다. 많이 딱딱해서 보기 힘들어합니다.
- 생리를 1년에 겨우 1~2차례만 합니다.[18]

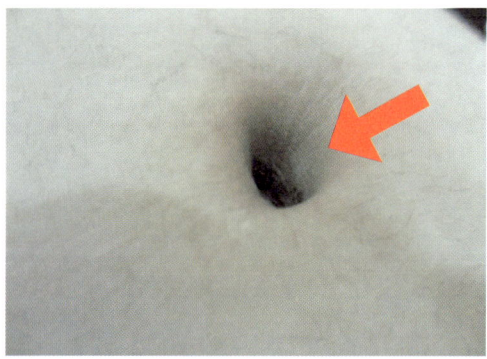

**처음**
배꼽 속에 때가 껴서 지저분합니다.

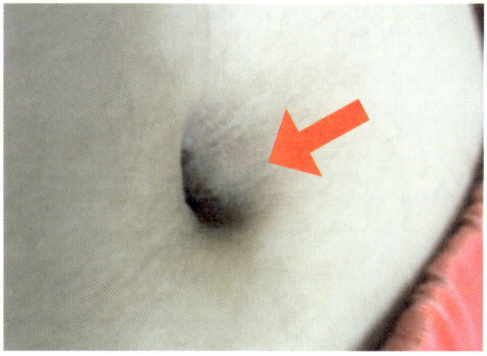

**40일 뒤**
1. 배꼽 때가 벗어지고 있습니다.
2. 변비가 조금씩 좋아집니다.

---

18) 생리를 시작한 지 얼마 되지 않아 그렇기도 합니다.

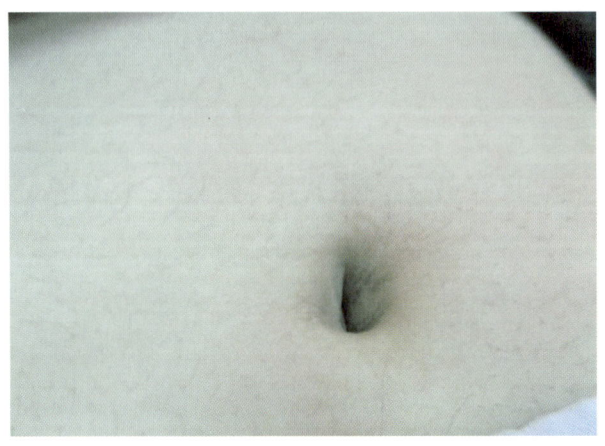

**1년 뒤**
1. 배꼽색이 많이 밝아졌습니다.
2. 대변을 거의 1일 1회 봅니다.
3. 생리를 1달에 1회씩 합니다.

※ 배꼽 색깔이 더 밝아질 때까지 치료받으시는 것이 좋겠습니다.

## 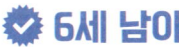 6세 남아
## 배꼽에 때가 끼고, 배가 자주 아파요.

제 아들입니다.

언제부터인지
- 배 아프다는 말을 자주 합니다.
- 밥을 한 숟갈도 안 먹을 때가 많습니다.
- 코피를 자주 흘립니다.
- 배꼽을 보니, 때가 끼어있습니다.

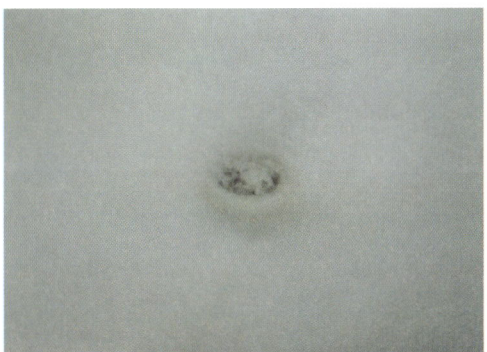

**처음**
배꼽 속에 때가 껴서 지저분합니다.

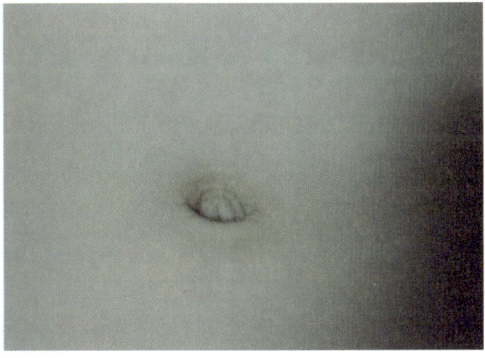

**10개월 뒤**
배꼽에 때가 없어지고, *깨끗해졌습니다.*

(10개월 뒤)

- 배 아프다는 말을 안 합니다.
- 밥 양이 많이 늘었습니다.
- 코피를 안 흘립니다.
- 배꼽에 때가 없어지고 깨끗해졌습니다.

## <위 2 사례의 공통점 - 배꼽과 임맥任脈>

배꼽으로는 임맥任脈이 지납니다.

배가 냉冷해지면 임맥의 기능이 떨어지기 쉽습니다.
아래 그림의 <임맥주치任脈主治> 설명에
산기疝氣, 대하帶下 복중결괴腹中結塊 등의 증상이 모두 배가 냉해지면서 생기는
증상들입니다.

배가 냉冷해지면 위 증상들 외에
배꼽에 때가 생기고
배꼽에서 진물이 나기도 합니다.
복통을 자주 일으키거나
비뇨 생식기 문제를 가져오기도 합니다. (그래서 정력도 약해집니다. 아이들의 경우 허약체질이 됩니다.)

치료를 통해 배가 따뜻해지면
임맥의 기능이 회복되면서, 배꼽에 때가 벗어집니다.

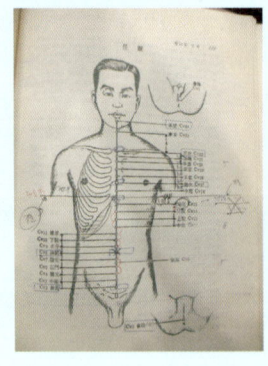

〈임맥주치任脈主治〉
신경계 호흡계 소화계 비뇨 생식계 병증, 한성병寒性病 및 임맥이 경과하는 면부面部 경부頸部 인후咽喉 흉복胸腹 회음會陰 등 부위의 병증을 주치한다.
특히, 산기疝氣 대하帶下 복중결괴腹中結塊 비뇨 생식계 호흡계 위장胃腸 인후咽喉 등 병을 주치한다. 〈침구학교과서〉

## ✅ 77세 여성
### 요흔성 부종 (Pittyng edema)

- 혀가 많이 아픕니다.
- 배가 더부룩하고 빵빵합니다.
- 허리가 아픈지 오래되었습니다. 협착증이 있습니다.
- 양 다리가 저립니다.
- 발이 화끈거립니다.
- 양쪽 다리가 붓습니다.

  손가락으로 눌러보면 자국이 나고, 다시 회복되는 데에 시간이 한참 걸립니다.[19] ( 왼쪽 오른쪽 모두 비슷합니다.)

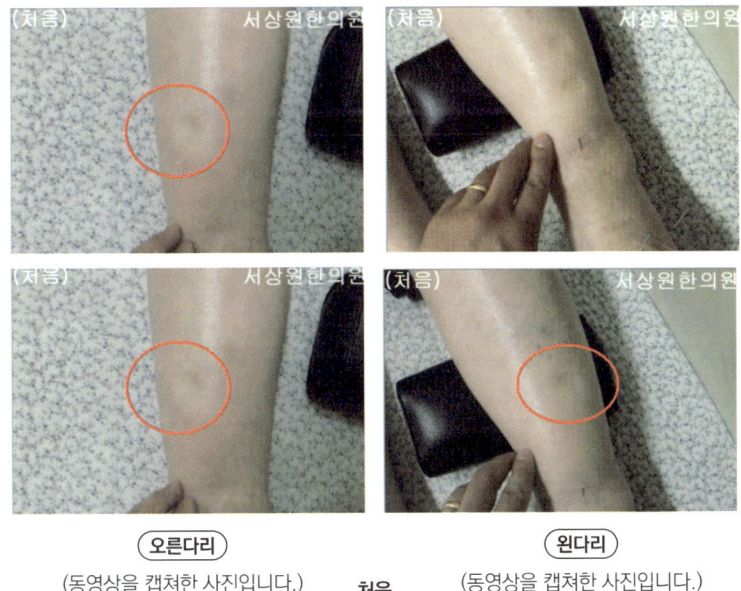

오른다리 / 왼다리
(동영상을 캡쳐한 사진입니다.)  처음  (동영상을 캡쳐한 사진입니다.)
손가락으로 눌러보면 자국이 나고, 다시 회복되는 데에 시간이 한참 걸립니다.

---

19) 요흔성 부종 Pittyng edema 이라고 합니다.

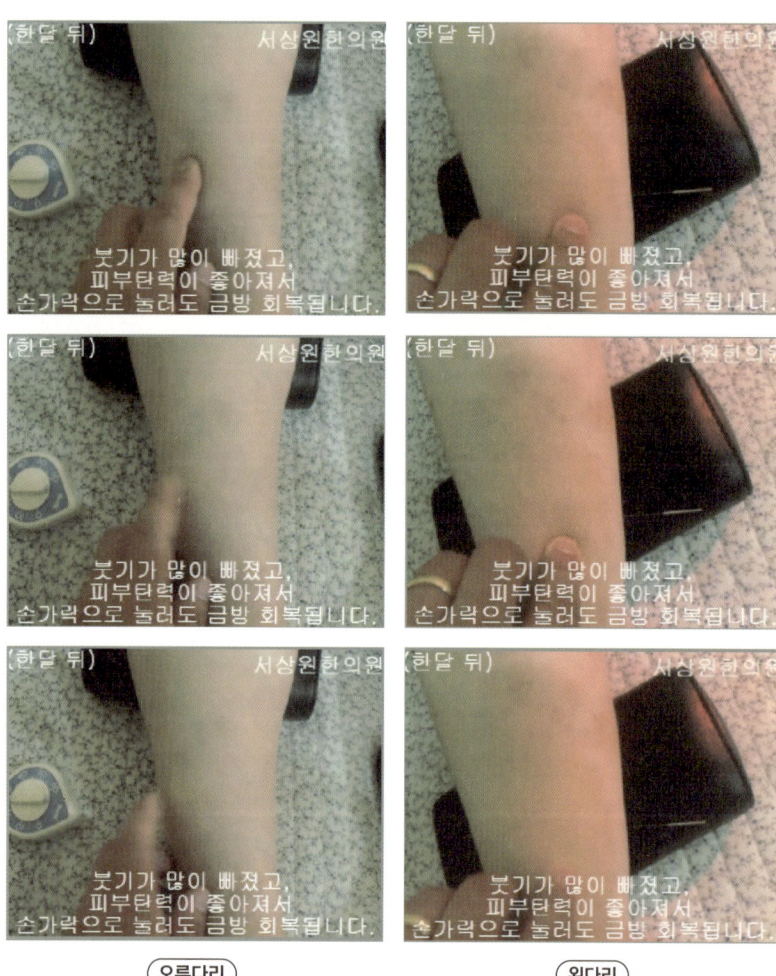

(오른다리) (왼다리)
(동영상을 캡쳐한 사진입니다.)　(동영상을 캡쳐한 사진입니다.)

한 달 뒤
1. 붓기가 많이 빠졌습니다.
2. 피부 탄력이 좋아졌습니다.

(한 달 뒤)

- 혀가 아프지 않습니다.
- 배가 더부룩하지 않고, 편합니다.
- 다리 저림증이 많이 좋아졌습니다.

- 발도 화끈거리지 않습니다.
- 다리 붓는 것이 많이 빠졌습니다.
- 다리의 피부 탄력이 좋아졌습니다.

※ 많은 연세에, 협착증으로도 고생하고 계시기 때문에, 꾸준한 관리가 필요합니다.

## 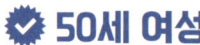 50세 여성
## 한쪽 다리가 부어요.

- 허리가 아픕니다.
- 고관절이 빠지는 느낌이 가끔 있습니다.
- 무릎에 소리가 나고 아픕니다.
- 많은 차이는 아니라서 모르고 있었는데, 한쪽 다리가 언제부터인지 점차 두꺼워져 갑니다.

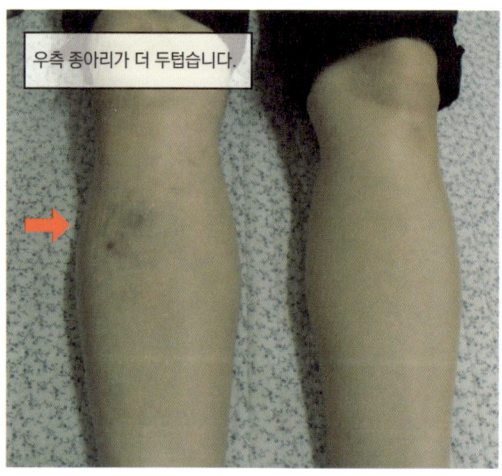

**처음**
오른쪽 종아리가 두껍습니다.

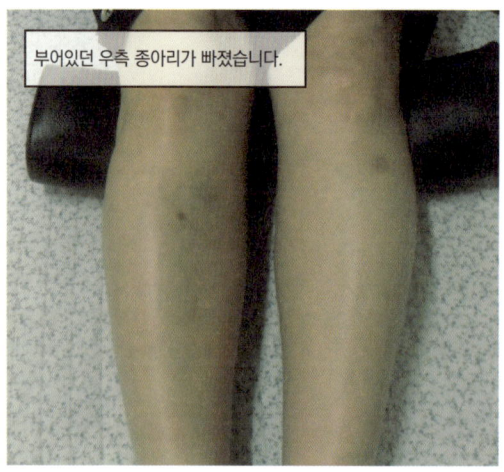

**55일 뒤**
우측 종아리 붓기가 빠졌습니다.
(양쪽이 비슷해 보입니다.)

(55일 뒤)

- 허리 통증이 없습니다.
- 고관절도 괜찮습니다.
- 무릎 통증이 없습니다.
- 다리붓기가 많이 빠졌습니다.

## 💮 85세 남성
## 요흔 부종 Pitting Edema

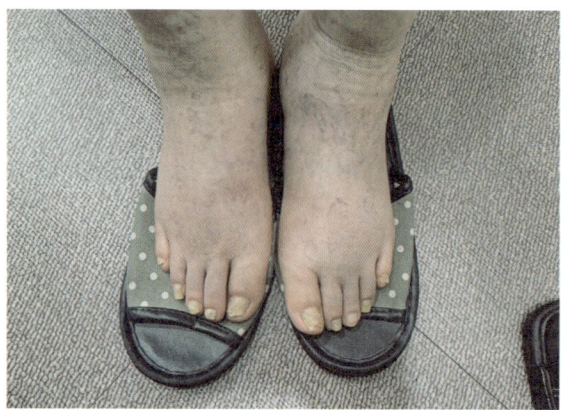

처음

오른발이 심합니다.

오른쪽 발등을 눌러봅니다.

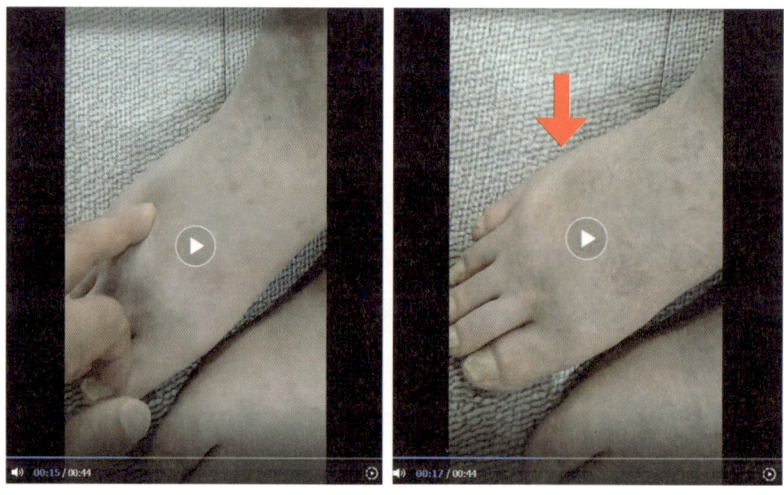

옆쪽을 누릅니다.　　　　　　　누르고 2초 뒤

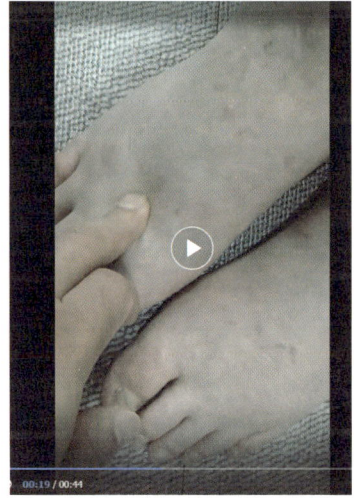 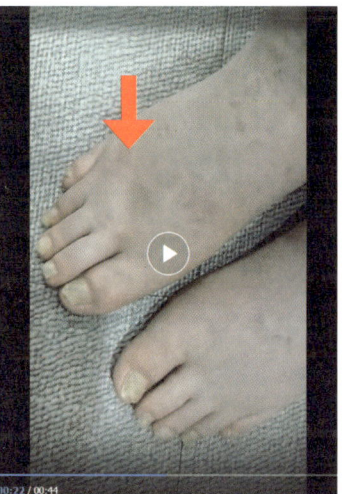

가운데 쪽을 누릅니다.    누르고 3초 뒤

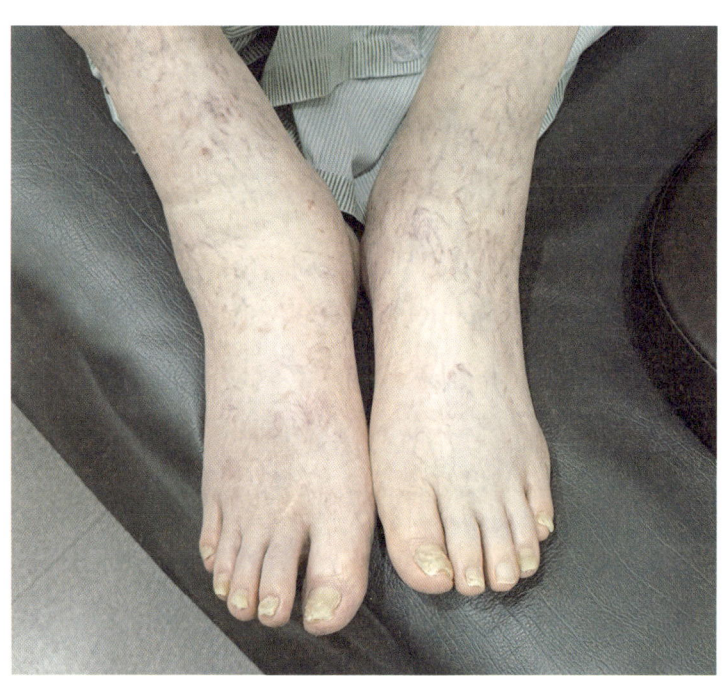

**10일 뒤**
발등 붓기가 싹 빠졌습니다.

전후 사진을 한 데 붙여서 비교해봅시다.

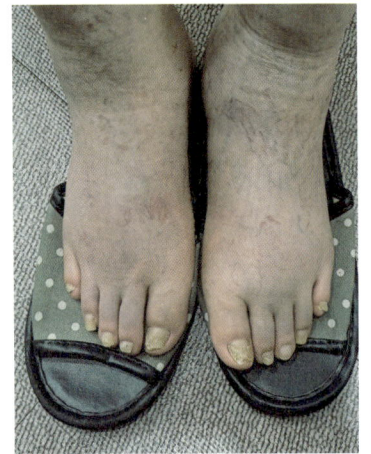 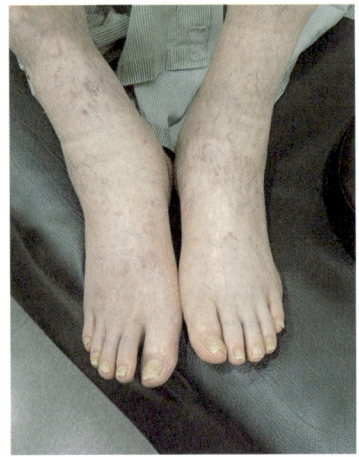

처음            10일 뒤

발등 붓기가 싹 빠졌습니다.

### 뼈가 튀어나오는 골관절염

## ✅ 56세 남성
### 어깨 관절에 튀어나온 뼈

앞서 '56세 남성 쭈글쭈글한 엄지손톱' 편에서 소개되었던 사례입니다.

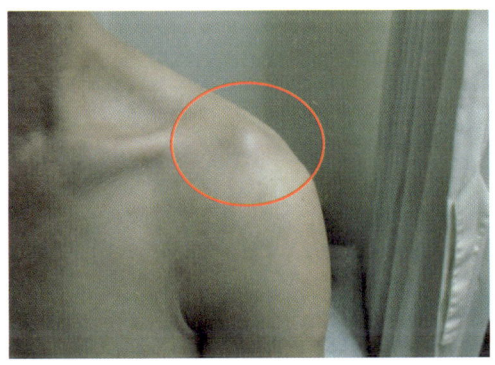

**처음**
왼쪽 견쇄관절부근에 뼈가 튀어나와있습니다.

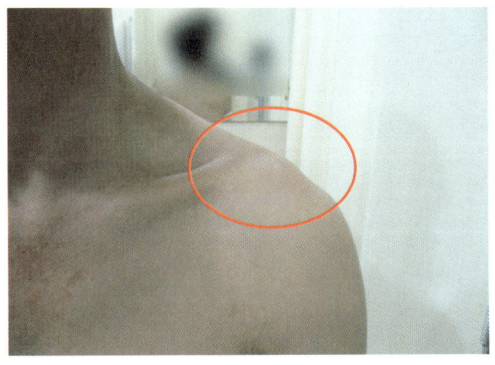

**95일 뒤**
튀어 나왔던 뼈가 없어졌습니다.

## 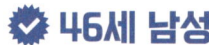 46세 남성
## 운동 중 타박에 의한 염증 (1회 침 시술의 효과)

- 어깨 견쇄관절에 타박상
- 우측 팔을 외전, 외회전시 통증이 심합니다.

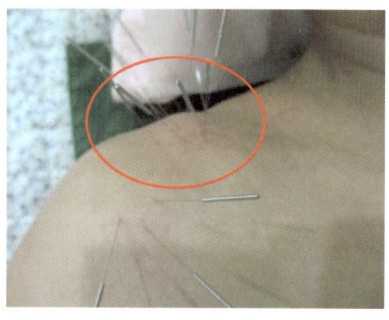

**처음**
우측 어깨 타박 : 타박상을 입은 부위가 부어서,
뼈가 튀어나와 있는 듯이 보입니다.

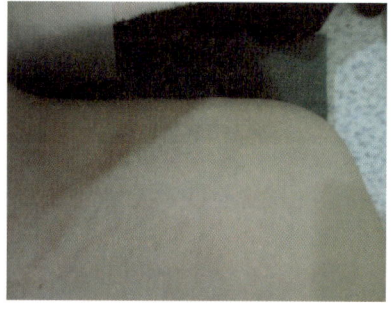

**처음**
문제없는 좌측 어깨

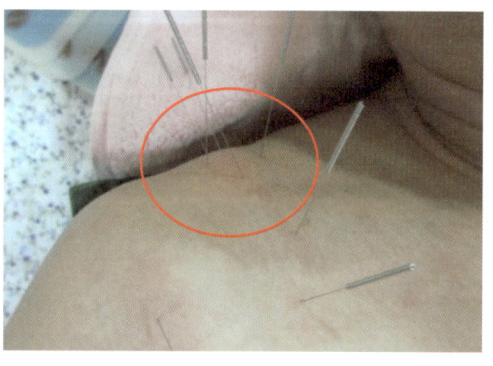

**1회 침 시술 뒤 (9일 뒤)**
많이 좋아졌습니다.

1회 침 시술 뒤 (9일 뒤)

- 붓기가 많이 가라앉았습니다.
- 팔과 어깨의 움직임이 많이 편해졌습니다.

## 설진(舌診 혀 진찰 관련)

### ✅ 56세 여성
### 갈라진 혀[20]

- 혀가 심하게 마르고, 입이 너무 마르고, 목구멍 속까지 마르는 것 같습니다.
- 턱밑이 불그레합니다.
- 심장이 뻐근하고, 가슴이 터질 것 같습니다.
- 이상하고, 기분 나쁜 꿈을 많이 꿉니다.
- 잘 때, 식은땀이 납니다.
- 손바닥이 푸른색을 띕니다.
- 속이 너무 많이 쓰립니다.
- 배꼽 주변으로 장이 심하게 뒤틀립니다.

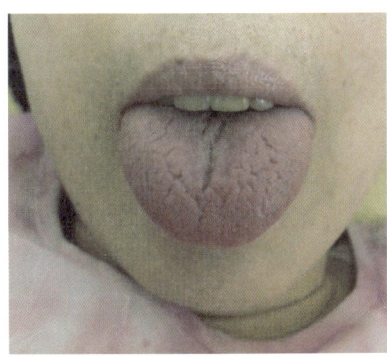

처음
1. 혀가 메말라 있고, 많이 갈라져 있습니다.
2. 자세히 보면, 곰팡이도 껴 있는 것 같습니다.

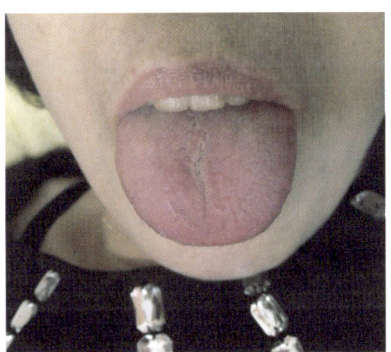

50일 뒤
1. 혀 갈라짐이 많이 메워졌습니다.
2. 윤기도 약간 생겼습니다.

---

20) 동의보감을 참고해보겠습니다.
  【舌屬心 혀는 심心에 속한다】內經曰心在竅爲舌又曰心氣通於舌(중략) ○舌者心之苗也〈入門〉 ○舌爲心之官(후략)
  ☞ 혀를 보면 심장의 허실을 파악하는 데에 도움이 됩니다.

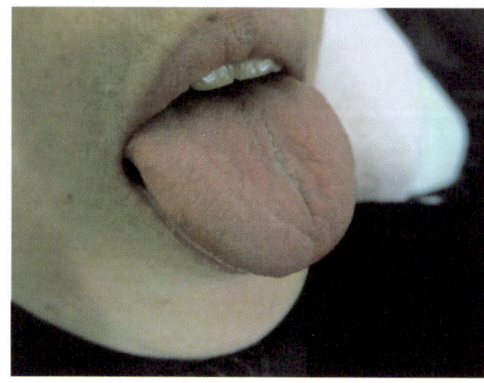

**70일 뒤**
짧은 기간이지만,
1. 주변 갈라짐이 많이 없어졌고,
2. 윤기가 보입니다.
3. 붉은 기운이 많이 사라졌습니다.(주황색에 가까워 보입니다.)

(70일 뒤)

- 혀와 입이 마르는 증상이 훨씬 덜합니다.

- 턱밑이 불그레한 증상이 없어졌습니다.

- 심장 부근이 많이 편해졌습니다.

- 요새는 좋은 내용의 꿈을 꿉니다.

- 잘 때, 식은땀이 안 납니다.

- 손바닥 푸른색이 없어졌습니다.

- 속 쓰림이 많이 줄었습니다.

- 배꼽 주변 뒤틀림 증상이 없습니다.

※ 화병火病 계통의 질환이고, 중풍이 올까 걱정되는 분입니다.
꾸준한 관리가 필요하겠습니다.

## ✅ 50세 여성
# 푸른색을 띠는 혀

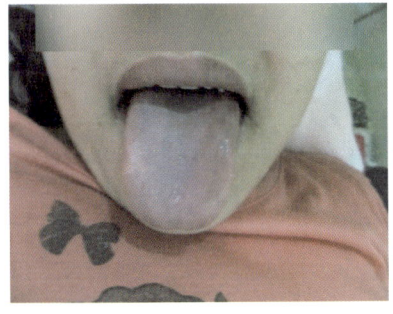

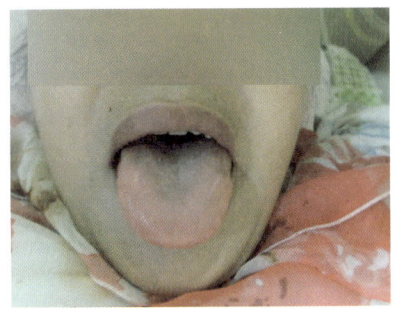

| 처음 | 4개월 뒤 |
|---|---|
| 혀가 푸른색을 띱니다. | 푸른빛이 없어지고, 밝아졌습니다. |

📢 혀가 푸른빛을 띠는 경우, 심장 기능이 많이 떨어져 있는 경우가 많습니다.

심장 기능이 떨어져 있는 경우, 뇌 기능에도 영향을 줍니다.[21]
어지럼증이 동반되기도 하고, 두통이 지속되기도 합니다.

---

21) ☞ 뇌혈관질환인 중풍을 한의과대학에서 '심계내과心系內科'에서 배웁니다. (참고 : 전국 한의과대학교서 심계내과학 서원당) 그만큼, 심장과 뇌의 연관성이 많습니다.

## 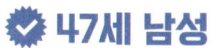 47세 남성
## 메말라 있는 혀

- 신경정신과 계통의 약물을 오랫동안 복용하신 분입니다.[22]
- 혀 상태가 좋지 않습니다.
- 원형탈모가 심합니다.
- 만성 피부염으로 고생합니다.

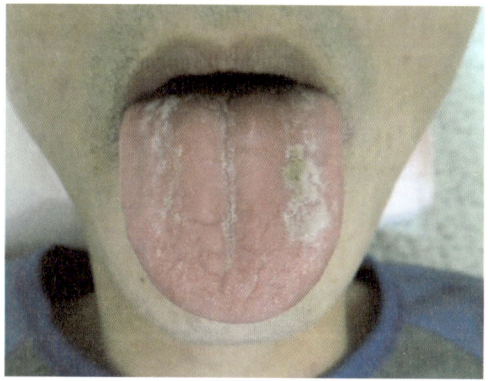

**처음**
47세의 나이입니다만, 혀의 모습이 기력이 쇠진한 할아버지 혀의 모습입니다.

---

22) 신경정신과 질환을 앓으시는 분들은 일반인들이 알기 어려울 정도로 노심초사勞心焦思가 심합니다.

노심초사는 사람의 진津을 빼먹습니다.
정혈精血을 고갈시킵니다.

진액이 고갈되어
혀가 바짝 메마르고 갈라졌습니다.
탈모가 심해집니다.

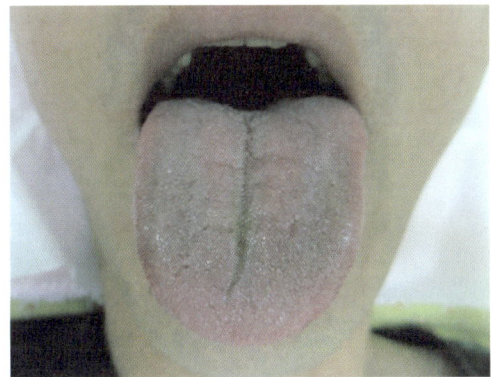

**1년 7개월 뒤**
혀에 윤기가 흐릅니다.
메마른 고목나무에 봄이 왔습니다. 물이 새로 오르기 시작한 느낌입니다.

📢 혀의 상태가 좋아지면서 신경정신과 약을 먹지 않고도, 잠을 잘 수 있을 때가 많아졌다고 좋아하십니다.[23]

이분의 머리카락 쪽의 변화를 보겠습니다.

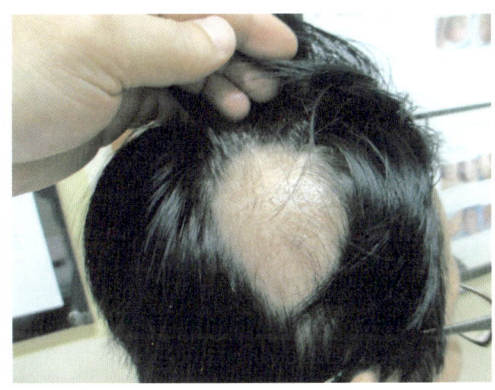

**처음**
사진에서 보이는 우측 뒷머리 쪽 만이 아니라, 여러 곳에서 탈모가 보였습니다. 다발성 원형탈모입니다.

---

23) 환자분이 자의적으로 신경정신과 처방을 끊어본 것입니다. 신경정신과 처방을 중단하고 싶으신 분들은 반드시 처방 받으신 병원에 가셔서 상담후 결정하셔야합니다.

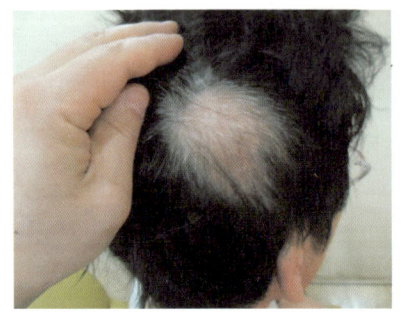 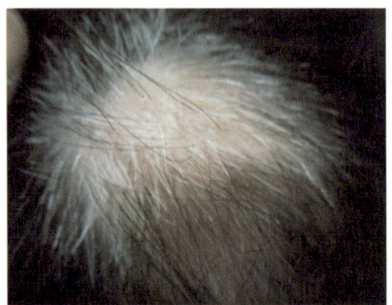

5개월 뒤

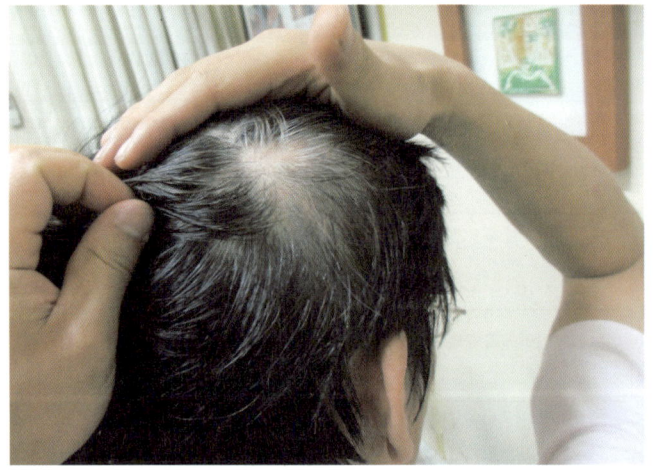

9개월 보름 뒤
머리카락이 정상적으로 회복되었습니다.

꾸준히 한의원을 다니시면서, 많이 좋아졌습니다.
- 건조했던 혀에 윤기가 돕니다. 생기가 납니다.
- 원형탈모가 회복되었습니다.
- 늘 만성적으로 따라다니던 피부염도 좋아집니다.

피부의 변화를 보겠습니다.

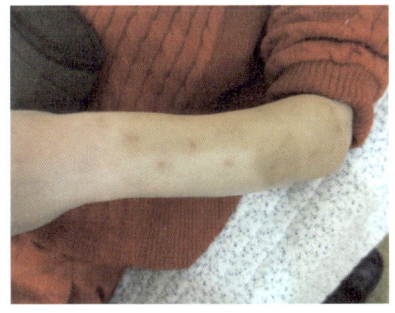

처음 | 3개월 9일 뒤

심하진 않으나, 늘 뭔가 조금씩
납니다. 깨끗하지 않은 피부입니다.

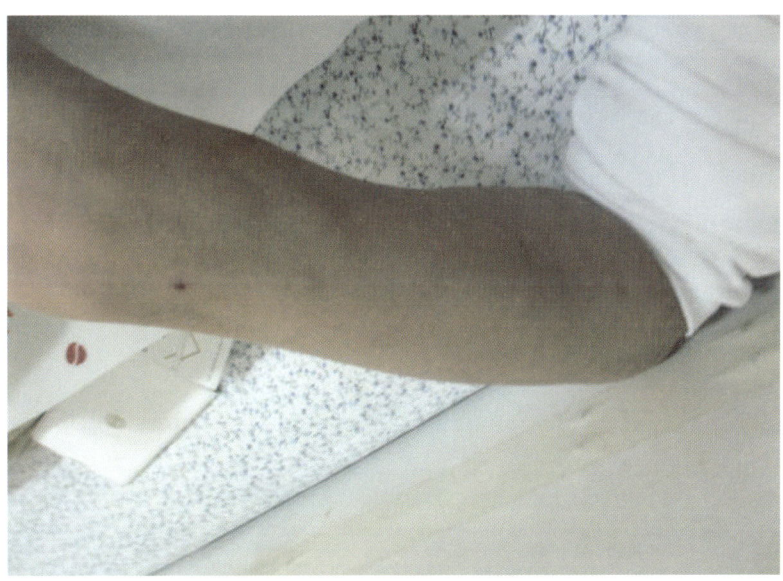

6개월 13일 뒤
많이 깨끗해졌습니다.

- 피부도 맑아졌습니다.

※ 환자분은 현재도 컨디션 유지를 위해 꾸준히 치료받고 계십니다.

## 수족냉증 手足冷症

### ✪ 14세 여학생
### 손가락 끝 마디가 검어요. (자줏빛)

- 손발이 차고, 손끝이 찌릿합니다.
- 손에 찬 땀이 많이 납니다.
- 속이 늘 더부룩하고, 먹는 양이 계속 줄어듭니다.
- 변비가 심합니다.
  배변에 도움 된다는 제품들을 이것저것 먹어도 토끼 똥을 봅니다.
- 앉았다 일어나면, 어지럽습니다. (기립성 起立性 현훈)
- 등과 허리, 여기저기 아픈 데가 많습니다.

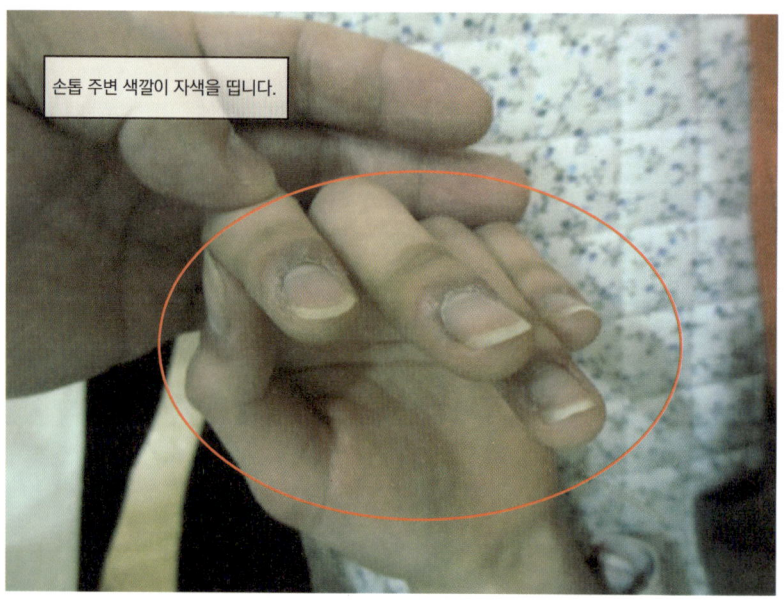

**처음**
손톱 주변 색깔이 자줏빛을 띨 정도로 어둡습니다.

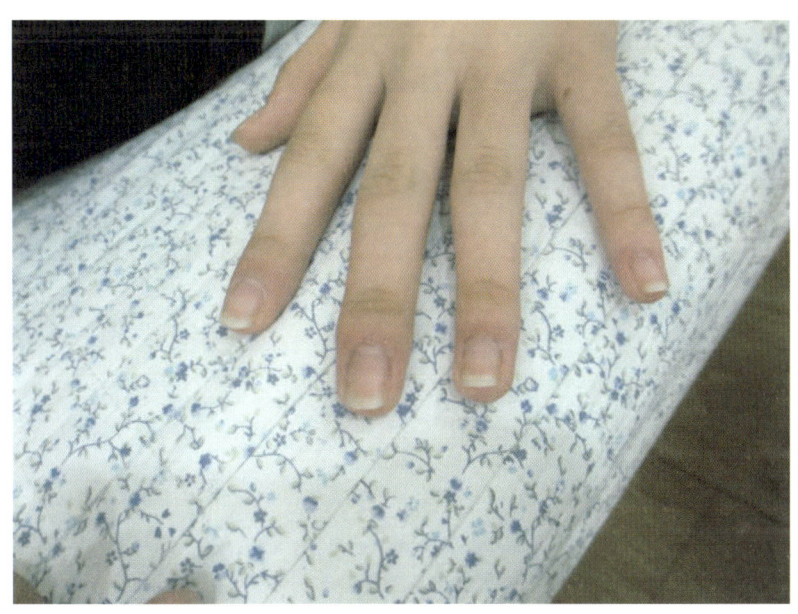

**5개월 뒤**
자줏빛이 없어지고, 많이 밝아졌습니다.

(5개월 뒤)

- 손끝이 찌릿하지 않습니다.
- 손 땀이 많이 줄었습니다.
- 속이 편해지고, 밥 양이 늘어납니다.
- 대변을 길쭉하게 볼 때가 많아졌습니다.
- 기립성 현훈도 많이 줄었습니다.
- 등과 허리도 괜찮습니다.

## 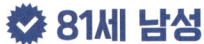 81세 남성
## 중풍 후유증으로 인한 손가락 냉증冷症

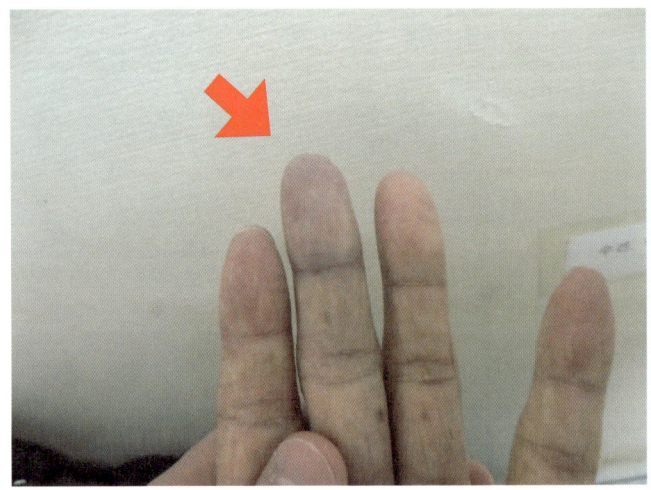

**처음**
손가락끝이 1.검푸른 색을 띱니다. 2.얼음장처럼 차갑습니다.

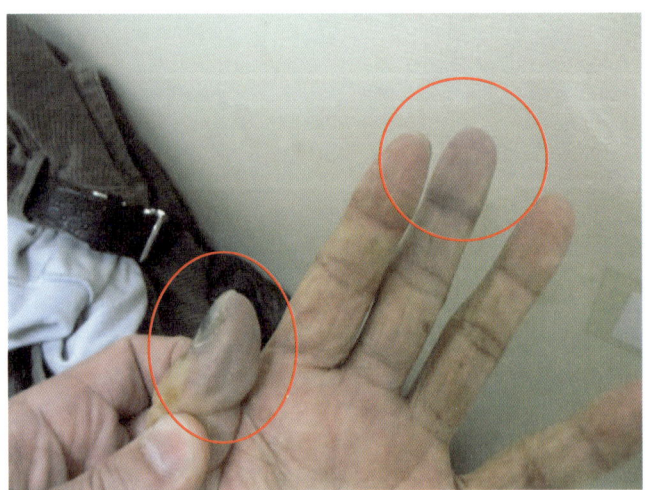

**처음**
중지가 제일 심하고, 다음으로 엄지가 심합니다.

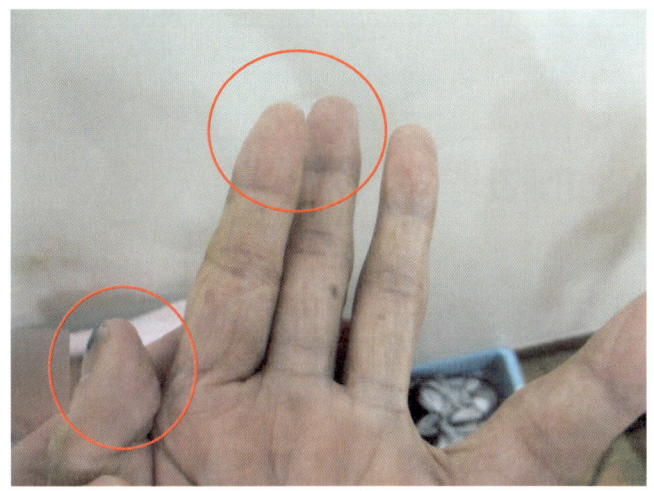

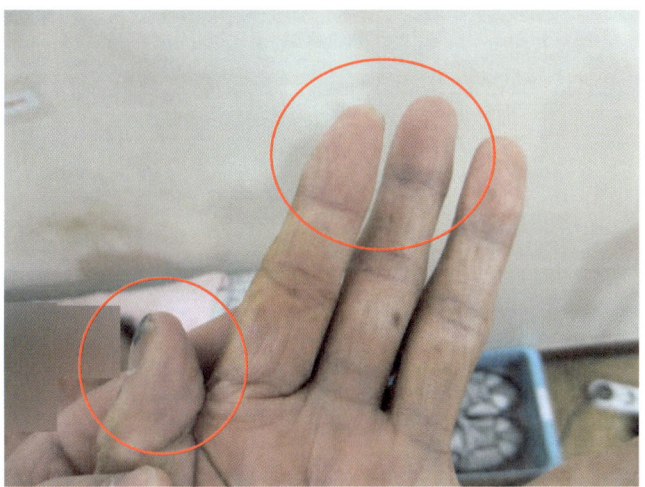

**3개월 뒤**
손가락에 1.붉은 기운이 돕니다. 2.온기가 돕니다.

잘 낫지 않는다는 중풍 환자의 경우도 손이 따뜻해집니다.

※ 이 환자분의 경우는 '중풍 후유증' 편에서 좀 더 자세히, 설명하겠습니다.

## 얼굴색

### ✅ 48세 여성
### 회색빛 얼굴색

- 갱년기 증상으로 열이 심하게 오릅니다.
  누워있으면 방바닥이 뜨거울 정도로 열이 오릅니다.
- 식은땀이 많이 납니다.
- 이불 속에 누워있어도 가슴속이 춥습니다.
- 팔이 저립니다.
- 변비가 심합니다.
  토막 변으로 조금씩 겨우 봅니다.

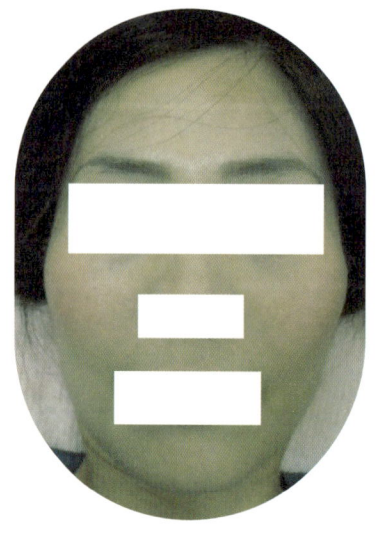

**처음**
얼굴이 회색빛을 띱니다.

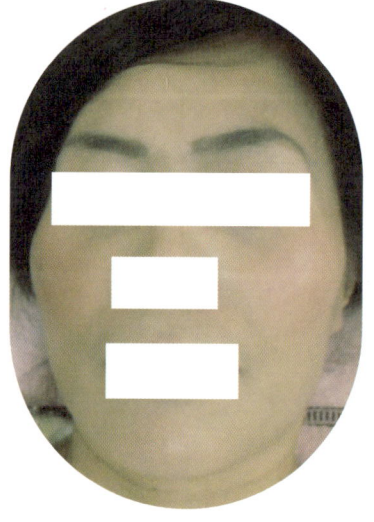

**3개월 뒤**
얼굴이 밝습니다.

(3개월 뒤)

- 갱년기 허열이 많이 줄었습니다.
- 식은땀이 안 납니다.
- 가슴속에 냉기冷氣가 많이 줄었습니다.
- 팔 저림증이 없습니다.
- 대변을 시원하고 굵게 볼 때가 많아졌습니다.

## ✅ 52세 여성
## 갱년기 허열虛熱로 인한 안면홍조

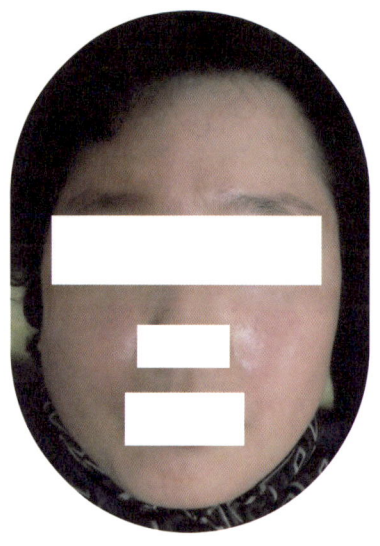

처음

얼굴이 많이 붉습니다.

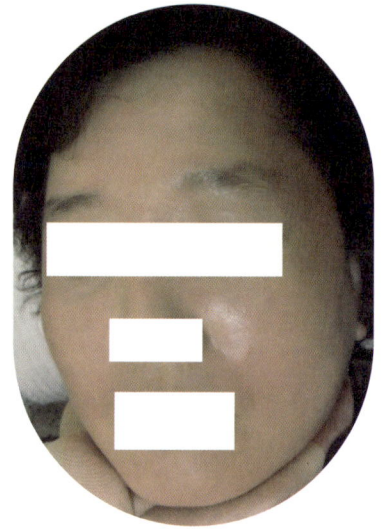

약 한달 뒤

붉은 기운이 많이 내려갔습니다.

※ 이 환자분은 뒤에 '탈육증脫肉症' 편에서 좀 더 자세히 설명합니다.

## ✅ 75세 여성
## 언제나 붉은 얼굴

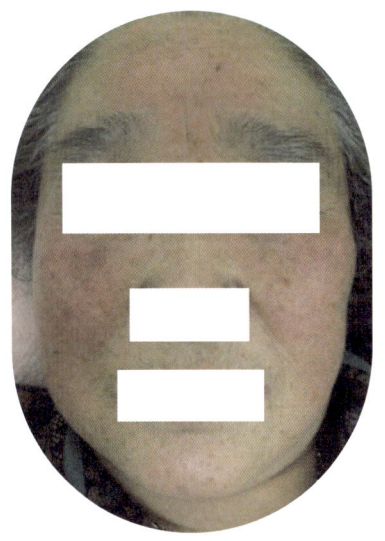
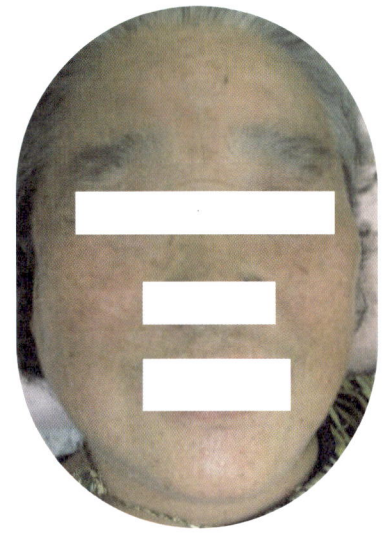

**처음**
늘 항상 얼굴이 붉습니다.

**6개월 뒤**
붉은 기운이 조금 연해졌습니다.

 뇌혈관 질환(중풍)을 두 번이나 겪으시고, 후유증으로 고생하시는 분입니다.

## 🏵 79세 여성
## 중증 암 환자의 얼굴색

수개월간 병원에 입원하셔서, 항암치료를 받으셨습니다.
항암치료의 부작용 때문인지, 굉장히 힘들어하셨습니다.

- 식사를 전혀 못합니다.
- 목이 쉬어서 목소리가 잘 안 나옵니다.
- 마른 기침이 멈추지 않습니다.
- 손이 벌벌 떨립니다.
- 손가락 감각이 없어서 뻣뻣합니다.
- 배가 뒤틀리고, 당깁니다.
- 대변을 전혀 못 봅니다.
- 밤에 화장실에 가려고 일어나면, 허벅지 아래로 힘이 없어서 화장실 가기가 힘듭니다.
- 잠잘 때, 전신에 땀이 축축하게 납니다.

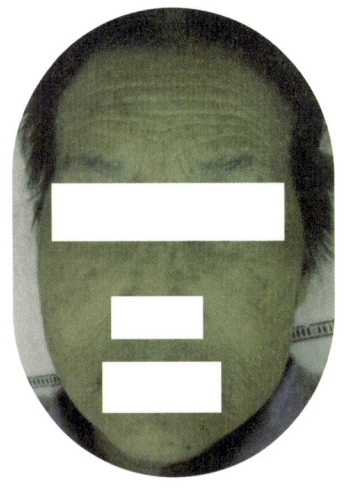

**처음**
1. 얼굴색이 검고 어둡습니다.
2. 회색빛을 띠면서, 누렇습니다.

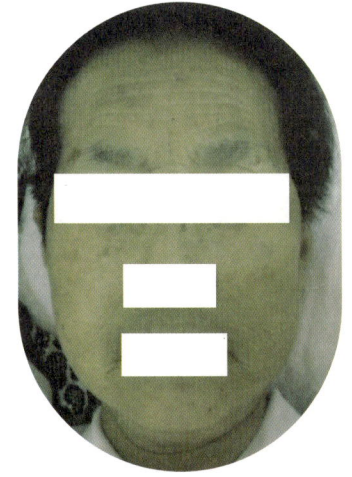

**40일 뒤**
1. 얼굴색이 조금 밝아집니다.
2. 누런색이 빠져나가고 있고, 조금 하얘집니다.

(40일 뒤)

한 달여 만에,

- 식사를 조금씩 합니다.
- 목에 가래가 조금씩 생기더니, 기침이 많이 줄었습니다.[24]
- 속이 편해지면서, 배가 당기는 게 없어집니다.
- 대변이 조금 수월해집니다. 하루나 이틀 만에 대변을 봅니다.
- 다리에 힘이 조금씩 생깁니다.
- 식은땀이 없어졌습니다.

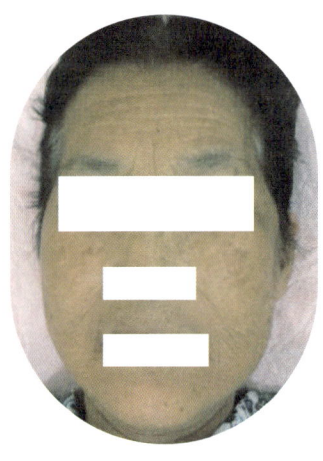

**10개월 뒤**
얼굴색이 많이 좋아졌습니다.
혈색이 눈에 보일 정도입니다.

(10개월 뒤)

- 식사가 편해졌습니다.
- 쉬었던 목소리가 돌아왔습니다.
- 손에 감각도 괜찮습니다.
- 대변도 편할 때가 많습니다.

 중증 암 환자의 경우에도 한의학 치료가 많은 도움이 됩니다.

---

24) ☞ 마른 기침이 좋아질 때, 가래가 생기면서, 좋아지는 경우가 많습니다.
바짝 마른 기관에 윤기가 돌면서, 이물질을 뱉어낼 수 있는 기운이 생기는 현상입니다.

### 좌우불균형

## ✅ 63세 여성
## 손바닥 색깔이 좌우가 달라요.

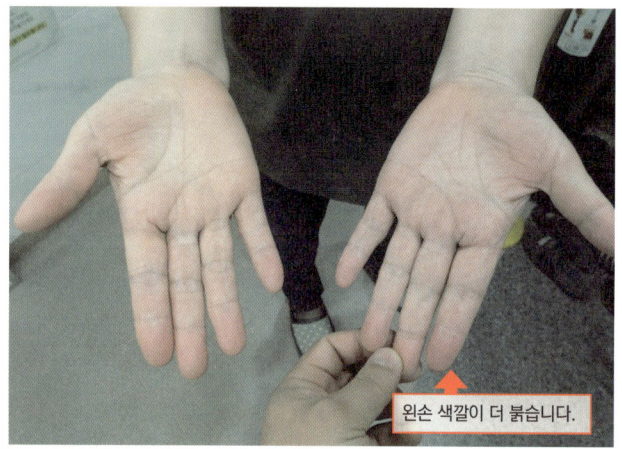

왼손 색깔이 더 붉습니다.

**처음**
좌우가 불균형합니다.

(약 50일 뒤)

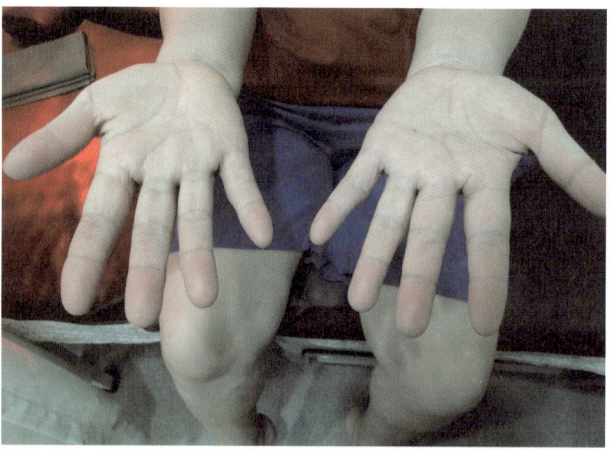

좌우 손의 색깔이 비슷해졌습니다.

## 중풍 후유증

여러 환자분들이 계시지만, 그 중에 눈에 띄는 사례가 있어서 소개합니다.

### ✅ 81세 남성
### 중풍후유증

중풍으로 고생하신지 1년 정도가 지났습니다.

(처음)
- 팔 다리에 자반증이 보입니다.
- 똑바로 서있기 힘듭니다.
  차렷 자세로 서 있으면 상체가 좌우로 흔들거려 매우 불안합니다.
- 걷는 자세도 매우 불안합니다.
- 왼쪽 검지 손가락이 굽어져서 펴지지 않습니다. (오른손으로 잡아서 펴면 펴지지만, 스스로 펴려면 펴지지 않습니다.)
- 소변이 시원하지 않고 불편합니다.

한 달 간의 변화입니다.

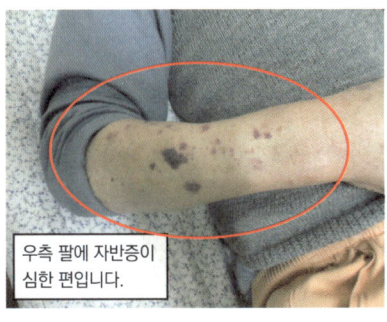
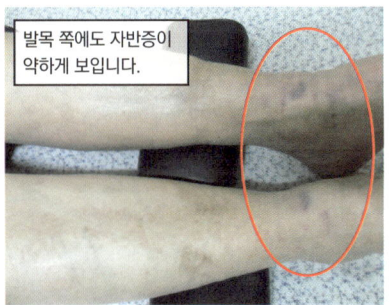

**처음**
뇌혈관 질환과 관련된 병원 약을 오래 드시는 분들에게 많이 보이는 자반증紫斑症입니다.

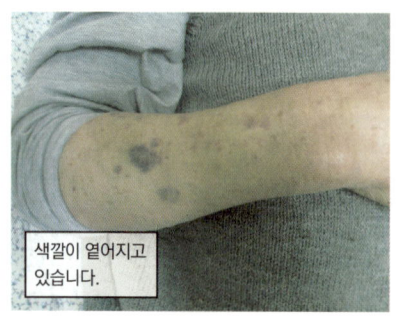

**1주일 뒤**
색이 옅어지고 있습니다.

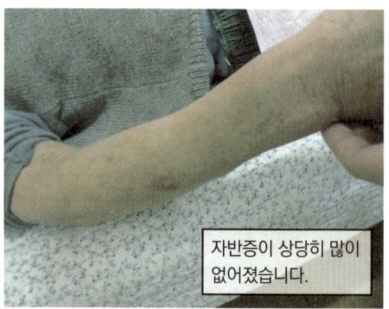

**17일 뒤**
자반증이 상당히 많이 없어졌습니다.

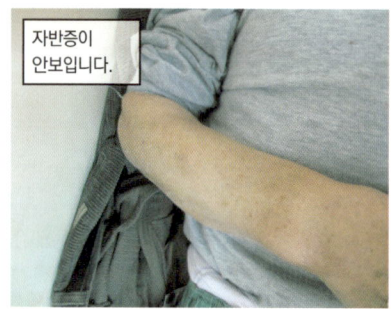

**25일 뒤**
자반증이 안 보입니다.

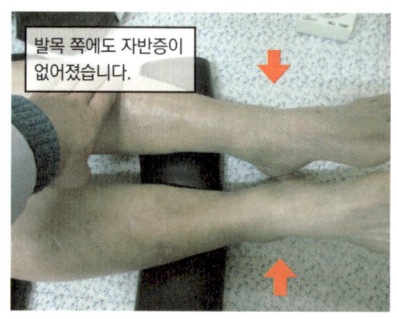

**29일 뒤**
발목 쪽에도 자반증이 안 보입니다.

(한 달 뒤)

- 자반증이 많이 좋아졌습니다.
- 똑바로 서는게 가능합니다. 흔들림이 없습니다.
- 걷는 자세도 더 빠르고 힘이 있습니다.
- 손가락이 여전히 펴지지 않습니다.
- 소변도 여전히 불편합니다.

(100일 뒤)

내원 후 100일 무렵 되었을 때입니다.

등에서 피부염이 일어나더니, 가렵습니다.

점차 사그라듭니다.

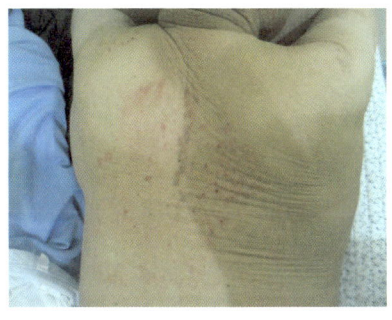

내원 100일 뒤

피부염이 올라오면서 가렵습니다.

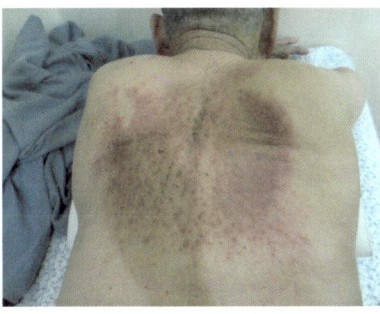

내원 114일 뒤

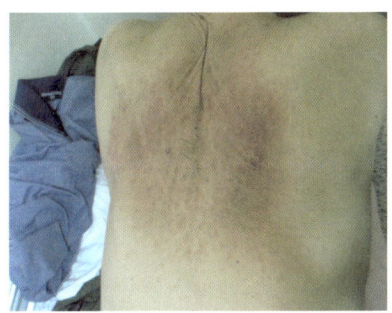

내원 128일 뒤

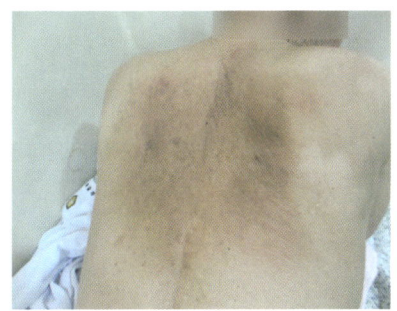

내원 215일 뒤

깨끗해지고, 흔적만 남았습니다.

이렇게 피부염이 한차례 올라왔다가 사라지고 나서.


(내원 약 200일 뒤)

– 왼쪽 검지 손가락을 스스로 펼 수가 있습니다.

– 한의원 오실 때마다 불평을 하시던 소변 불쾌 증상이 편해집니다.

　오래 묵었던 증상이 해소되었다고 좋아하십니다.

※ 검지 손가락을 스스로 펼 수 있게 된 시기와 같은 시기입니다.

저 앞의 약 100여 일간의 치료 기간 동안 나타난 다른 변화를 보겠습니다.

1. 합곡혈合谷穴이 살아납니다.

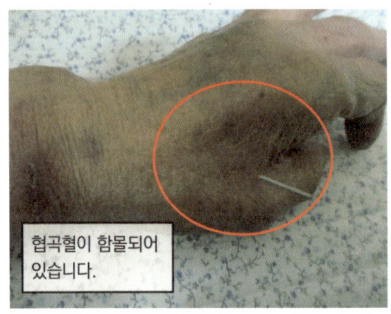 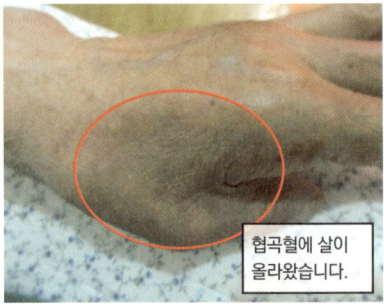

처음                            122일 뒤

2. 손가락 끝의 온도가 따뜻해집니다. ('수족냉증手足冷症' 편에서 소개되었던 사진입니다.)

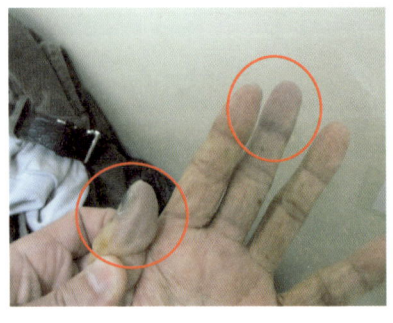 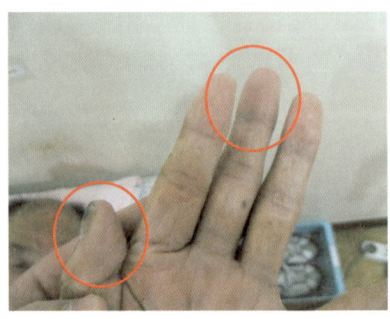

처음
- 손가락 끝에 푸른빛이 돕니다.
- 손가락 끝이 얼음장처럼 차갑습니다.

3개월 뒤
- 손가락 끝에 붉은 기운이 돕니다.
- 온기가 돌아, 따뜻합니다.

## 천식

### ✓ 71세 남성
### 폐부전증

한여름에 오셨습니다.
50대에 천식으로 쓰러지기도 했다고 합니다.
대학병원에서 약을 타 먹은 지 수십 년입니다.

(처음)
- 숨이 차서 걷는 게 힘이 듭니다.
  다리에 힘이 빠집니다.
  100미터를 걸으면, 2번 3번 쉬었다 갑니다.
- 기침을 밤에도 낮에도 계속합니다.
- 환자분 말씀으로는, (병원에서 말하길) 오른쪽 폐의 기능이 20프로 정도밖에 남아 있지 않다고 합니다.
- 손목 쪽에 진맥을 해보니, 오른쪽의 맥이 왼쪽보다 2배 정도 빨리 뜁니다.[25]

(내원 20일 뒤)
- 한의원에 오시는데, 한 번도 쉬지 않고 오셨다고 합니다.
- 얼굴색이 밝아졌습니다.

(2개월 뒤)
- 손목 쪽에 진맥을 다시 해봤습니다.
  오른쪽과 왼쪽의 맥박 속도가 거의 비슷해졌습니다.
- 기침 가래도 많이 줄었습니다.

※ 천식은 꾸준한 관리가 필요한 질환입니다.

---

25) ☞ 2025년 현재 서상원한의원 문을 연지 20년이 되었지만, 좌우의 맥이 확연히 다른 이런 환자를 본 적이 더는 없습니다. 그만큼 드문 환자입니다.

## 탈모(脫毛 털 관련 질환)

### ✦ 47세 남성
### 원형탈모

('✦ 47세 남성 메말라 있는 혀' 편에서 소개되었던 사례입니다.)

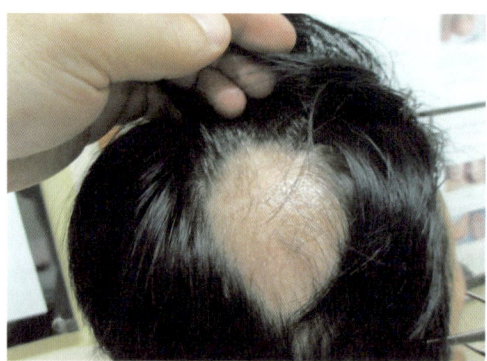

**처음**
사진에서 보이는 우측 뒷머리 쪽만이 아니라, 여러 곳에 탈모가 보였습니다. 다발성 원형탈모입니다.

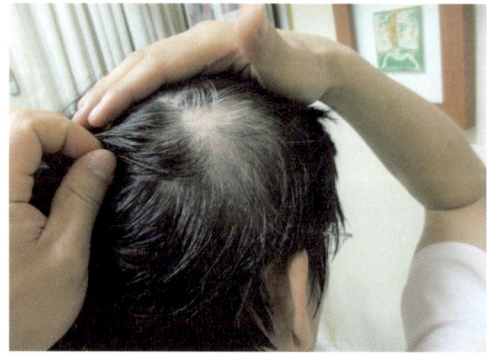

**9개월 보름 뒤**
머리카락이 정상적으로 회복되었습니다.

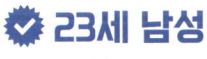 **23세 남성**
# 원형탈모

비교적 경증의 원형탈모입니다.

- 잠자기가 어렵습니다.
- 식욕이 억제가 안 됩니다.
- 땀 냄새가 많이 나서, 덮고 자는 이불에서 땀 냄새가 심합니다.
- 소변에서 냄새가 많이 납니다. 소변이 너무 자주 마렵습니다.

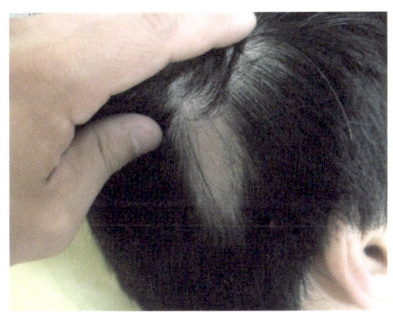
처음

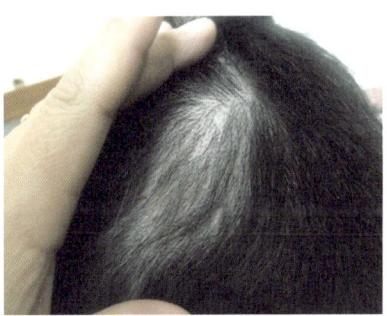
2달 보름 뒤

(2달 보름 뒤)
- 잠을 잘 잡니다.
- 식욕 억제가 됩니다.
- 땀이 줄어들었습니다. 땀 냄새도 많이 줄었습니다.
- 소변 냄새가 없어졌습니다. 소변 횟수가 줄어들었습니다.

## ✅ 73세 여성
### 갑자기 생긴 종아리 다모증(多毛症)[26]

인슐린 주사를 맞을 정도로 심한 당뇨 환자입니다.

길에서 넘어져서 요추 압박골절 후에 대학병원에 한참을 입원해 계시다가 퇴원하셨습니다. 병원에서 계속 치료를 받았는데도, (뼈는 붙었는데) 요통이 좋아지지 않아서 고생합니다.

입원해 계시는 동안, 다리털이 이렇게 자라났다고 합니다.[27](사진)

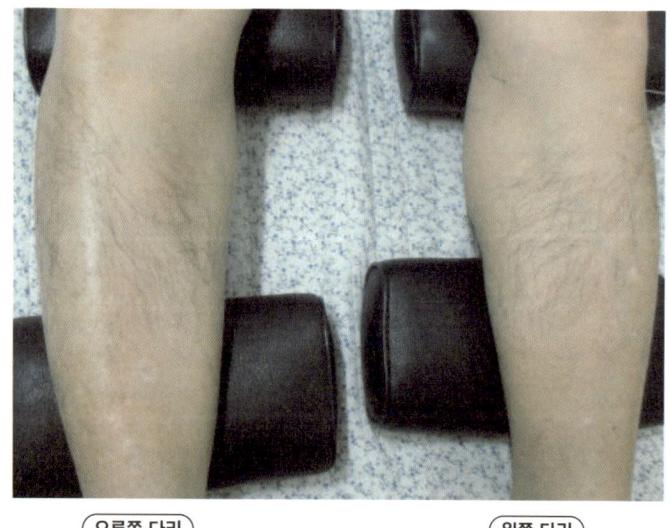

( 오른쪽 다리 )        ( 왼쪽 다리 )

**처음**
정강이쪽에 털이 수북합니다.

---

26) ☞ 여성들이 남성들처럼 털이 많이 나는 경우, 예후가 안 좋은 경우가 많습니다. 대개가 자궁쪽 순환의 문제입니다. 일례로, 난치로 알려진 다낭성난소증후군(Polycystic ovarian syndrome)을 앓는 여성분들을 보면 다리에 털이 많이 자라있는 경우가 많습니다.

27) ☞ 아무래도, 대학 병원 치료가 호르몬 균형에 영향을 준 듯합니다..

한의원에 오셔서, 열심히 치료받으셨습니다.

(약 3개월 뒤)

처음에 (요통 때문에) 치료실 베드에 올라가기도 힘들어하셨었는데,

– 이제는 누워서 허리를 들어 올릴 수가 있습니다.

이렇게 허리에 힘이 붙으면서

– 종아리 털에도 변화가 나타납니다.

　수북했던 종아리 털이 듬성듬성해지며, 옛 모습을 찾아갑니다.

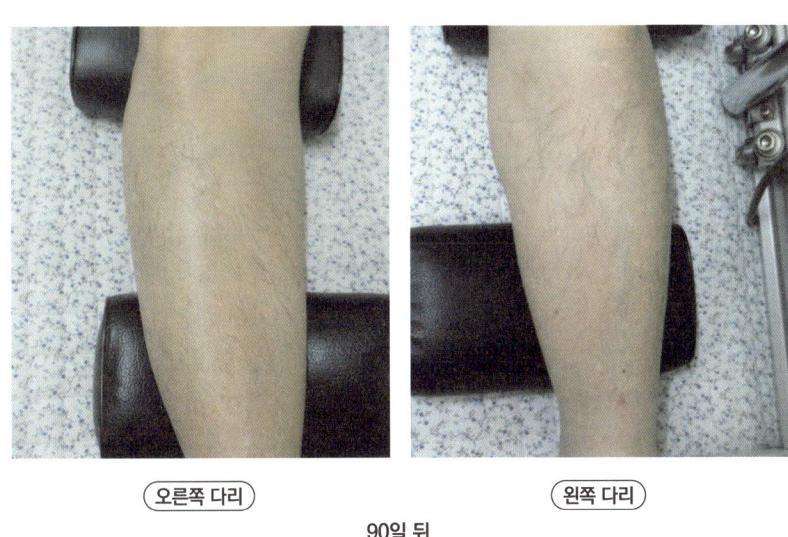

오른쪽 다리　　　　　　　　　왼쪽 다리

**90일 뒤**

정강이 쪽 털이 **듬성듬성해졌습니다.**

이분의 또 다른 변화를 보겠습니다.

요통이 좋아진 이후로도 꾸준히 한의원을 다니시면서, 나타난 변화입니다.

1. 피부염이 올라왔다가 사라집니다.

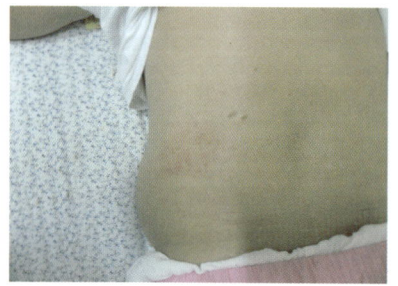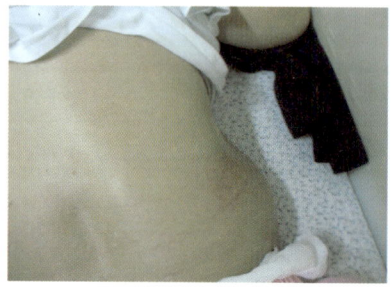

**처음**
허리가 편해지기 시작하면서,
피부염이 올라옵니다. 많이 가렵습니다.

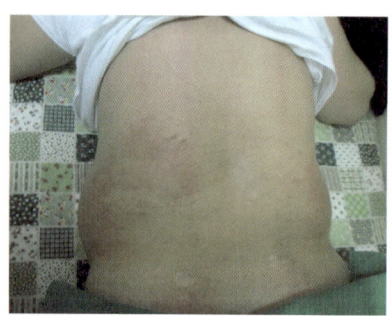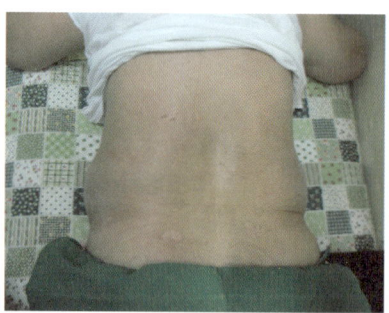

11일 뒤                    39일 뒤

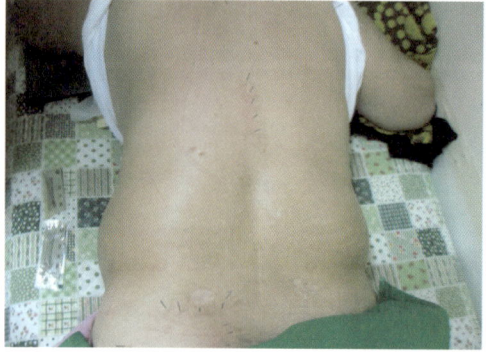

**97일 뒤**
다시 깨끗해졌습니다.

치료받으시면서, 온몸에 가려움이 올라옵니다만, 어느 순간 가려움도 그

치고, 피부도 다시 깨끗해집니다.[28]

## 2. 손발바닥 굳은살

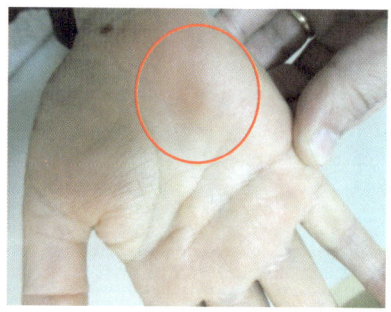

**처음**
손바닥에 굳은살이 생겨서 아픕니다.

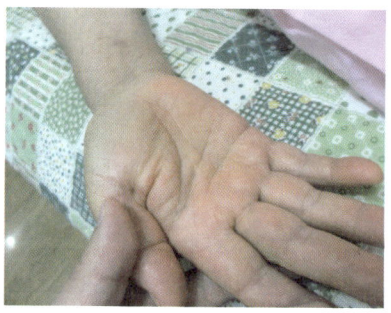

**1년 8개월 뒤**
굳은살이 안보입니다.

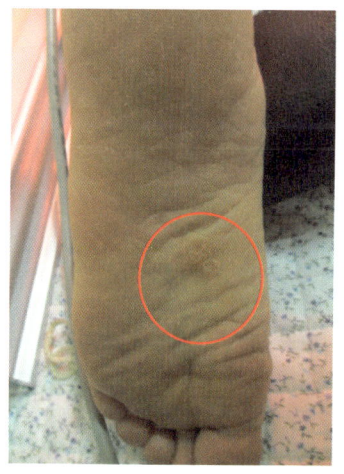

**처음**
발바닥에 굳은살이 생겨서 아픕니다.

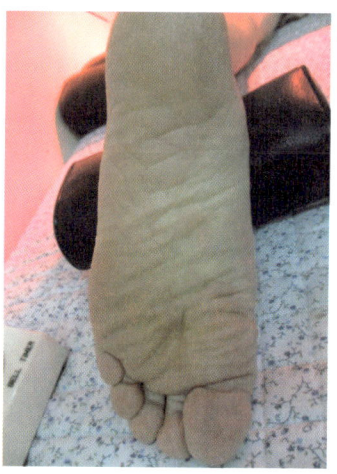

**8개월 뒤**
굳은살이 안보입니다.

---

28) ☞독소 배출 기전입니다. 명현현상이라고 설명하기도 합니다.
항생제나 진통제 등의 양약을 오래 복용하신 분들이나, 병원에 입원 중에 짧은 기간 내에 집중적으로 투약받으신 분들에게서 이런 현상들을 자주 목격합니다. 환자분들 중에는 한의원 치료의 부작용으로 오해를 하시고, 도망가시는 분들도 있습니다.

## 24세 여성
### 전두탈모 全頭脫毛

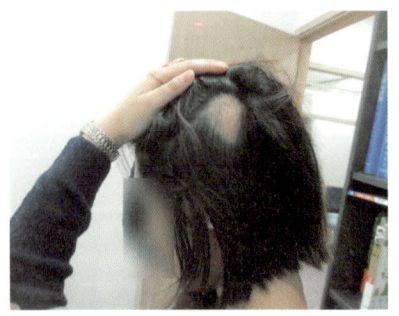

**처음**
최근에 머리가 빠지기 시작했다고 합니다.

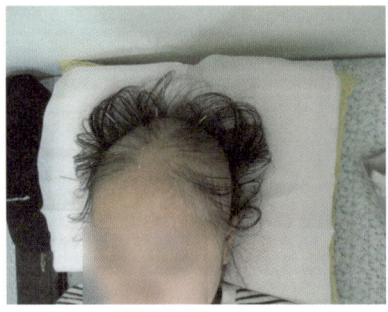

**66일 뒤(약2개월뒤)**
무섭게 빠집니다.

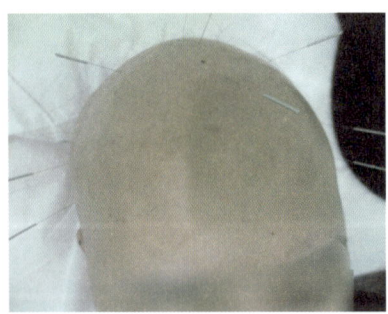

**4개월 뒤**
완전히 빠졌습니다.

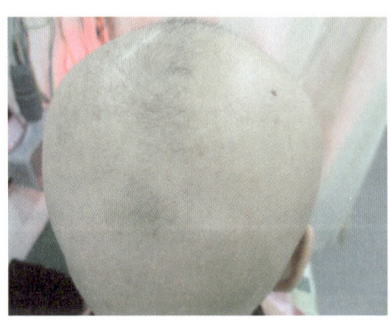

**9개월뒤**
솜털이 자라고 있습니다.

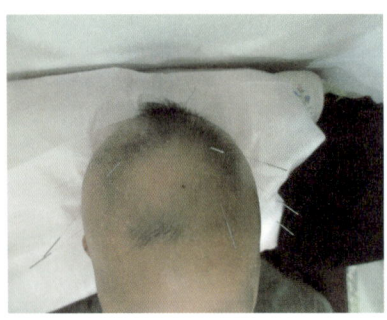

**1년 뒤**

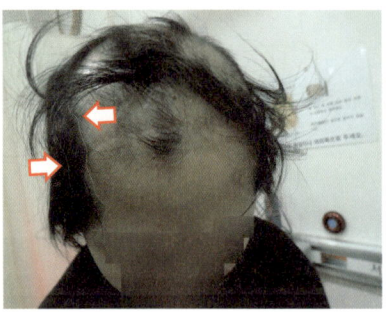

**2년 3개월 뒤**
흰머리도 몇가닥씩 보입니다.(빨간 화살표)

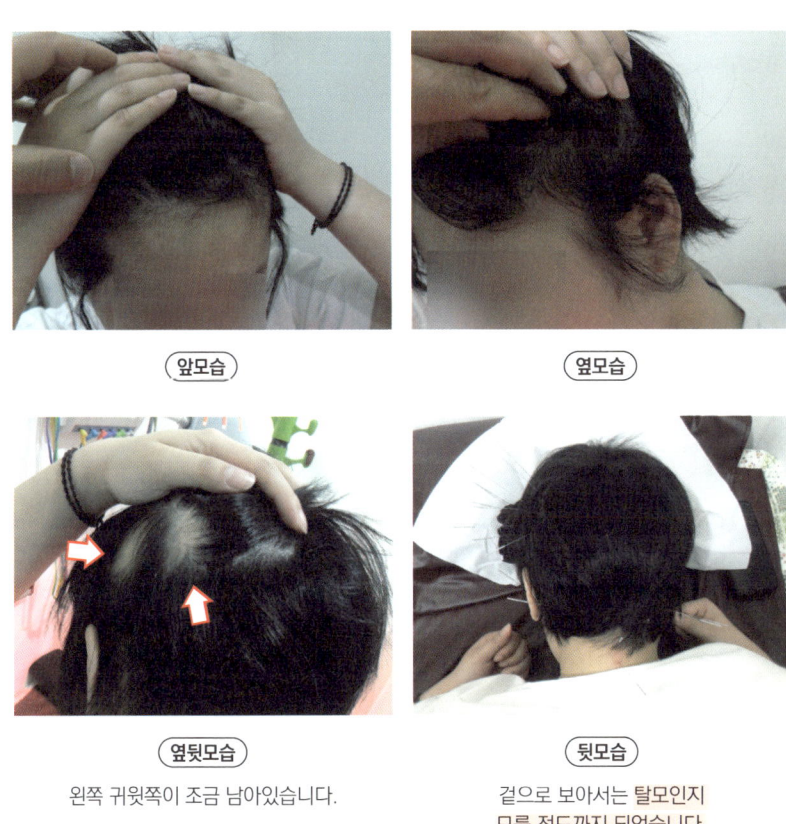

3년 뒤

미용실에 갈 수 있을 정도가 되었습니다.[29]

환자분의 노력에 박수를 보냅니다.

---

29) 저 사진 뒤로 한의원에 안오셨습니다. 이후 5년 뒤에 연락받은 바로는 머리가 더 길었고 왼쪽 귀윗쪽에 조금 남았던 원형탈모같은 모습도 없다고 하셨습니다.

## 탈육증脫肉症

### ✅ 52세 여성
### 한쪽 종아리 근육이 패어 있어요.[30]

갱년기 여성분입니다.

좌측 종아리 근육이 움푹 패어 있습니다. (아래 사진)

환자 본인은 좌우가 차이가 나는지도 모르고 계셨습니다.

- 얼굴이 심하게 붉습니다.
- 잇몸 출혈
- 식욕 억제가 안 됩니다.
- 속 쓰림
- 좌측 다리 근육만 빠집니다.
- 다리 전체가 아프고 저립니다.
- 무릎 통증이 심합니다.

---

30) ☞ 엉덩이를 비롯해서 주로 하체쪽으로 근육이 빠져나가는 문제는
 1. 자궁 쪽이 건강하지 못해서 생기는 경우가 많습니다.
 2. 그래서, 자궁 적출 수술을 받으신 분에게 종종 나타납니다.
 3. 남성들의 경우는 당뇨 등 만성 소모성 질환을 앓고 계신 분들에게 나타납니다.
 4. 암 환자 등 중증 질환을 앓고 계신 분들에게 나타나기도 합니다.

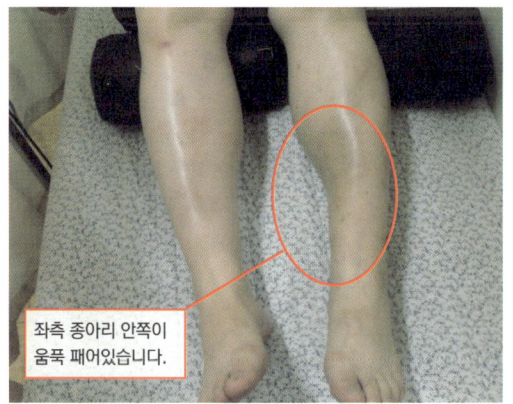
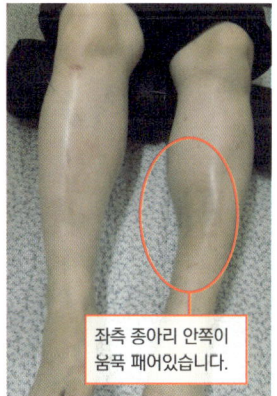

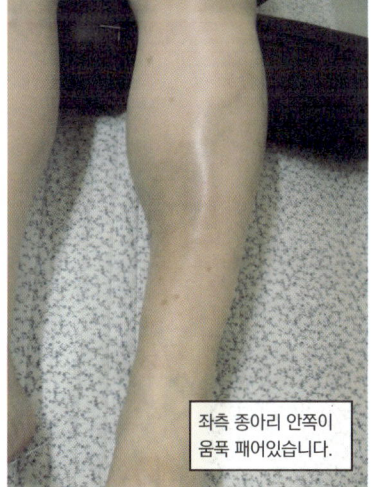

**처음**

좌측 종아리 근육이 움푹 패어있습니다. 환자 본인은 좌우가 차이가 나는지도 모르고 계셨습니다.

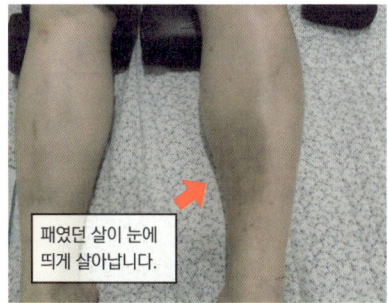
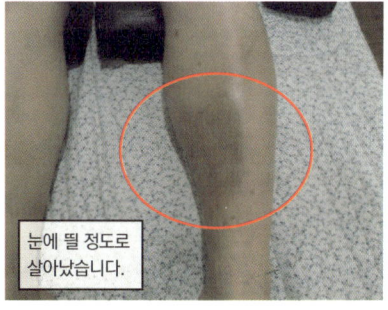

**약 1달 뒤**

불과 1달 정도밖에 안되었지만, 치료 전과 후가 차이가 보입니다.

(약 한 달 뒤)

- 얼굴에 붉은색이 많이 줄었습니다. (아래 사진)

- 음식을 참을 수 있습니다.

- 속 쓰림이 줄어듭니다.

- 빠졌던 종아리 근육이 많이 돌아왔습니다.

- 다리가 점점 덜 아파집니다.

- 무릎이 점점 덜 아파집니다.

이분의 얼굴색의 변화를 보겠습니다. (앞서 '🔵 52세 여성 갱년기 허열虛熱로 인한 안면홍조' 편에서 소개되었던 사진입니다.)

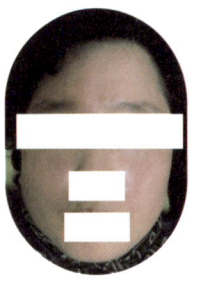

**처음**
얼굴이 많이 붉습니다.

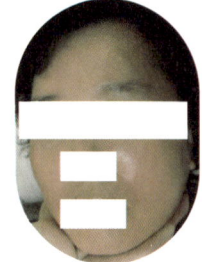

**약 한 달 뒤**
붉은 기운이 많이 내려갔습니다.

자궁 계통을 다스리는 치료를 통해서
- 갱년기 증상이 호전되고,
- 다리 쪽 근육 빠지는 증상이 해결됩니다.

※ 좀 더 꾸준한 관리가 필요하겠습니다.

## <✿ 45세 남성 족궐음간경足厥陰肝經·족태음비경足太陰脾經과 전립선 질환'과 위 사례의 공통점>

위 환자분의 종아리 쪽 근육이 빠져나간 부분을 보면

1) 비경脾經과 간경肝經이 지나가는 경로에 해당합니다.
비경과 간경은 엄지발가락 쪽으로 흐르고, 앞서 설명드렸듯이 비뇨생식기 계통과 관련이 많습니다.

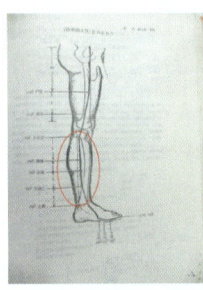

〈비경 주치主治〉
비위脾胃 등 소화기계 병증, 비뇨생식계 병증 및 비경이 경과하는 부위의 병증을 주치한다.

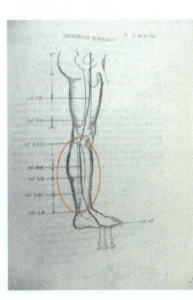

〈간경 주치主治〉
비뇨생식계, 신경계 병증, 간담肝膽 병증, 안병眼病 및 간경이 경과하는 부위의 병증을 주치한다.

2) 또, 앞서 '✿ 45세 남성 족궐음간경足厥陰肝經·족태음비경足太陰脾經과 전립선 질환' 편에서 전립선 질환 치료 중 비경과 간경이 지나가는 허벅지 안쪽으로 피부염 증상이 나타났다가 다시 깨끗해졌던 사례를 소개해드린 바 있습니다.

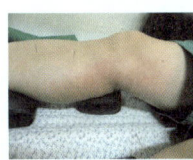

25일 뒤
피부염이 더 올라왔습니다. 전립선염 통증은 오히려 사그러 들었습니다.

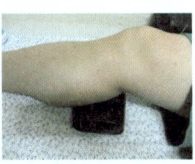

37일 뒤
허벅지 안쪽의 피부염도 다시 깨끗해졌습니다.

☞ 종아리 안쪽이나 허벅지 안쪽이 모두 같은 비뇨생식기 쪽 경락이라는 점에서 공통점이 있습니다.

## ✅ 81세 남성
### 합곡혈合谷穴 함몰

앞서 '✅ 81세 남성 중풍 후유증' 편에서 소개된 사례입니다.

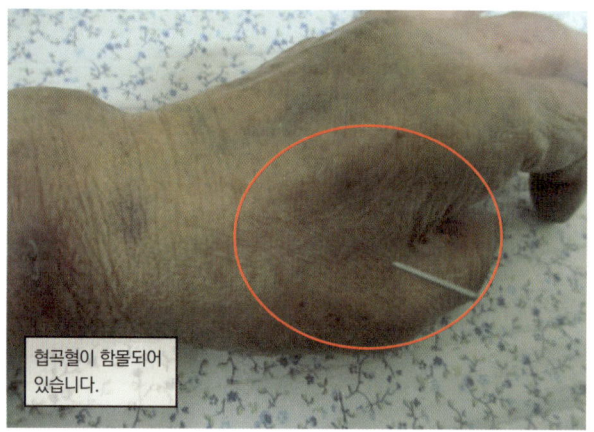

협곡혈이 함몰되어 있습니다.

처음

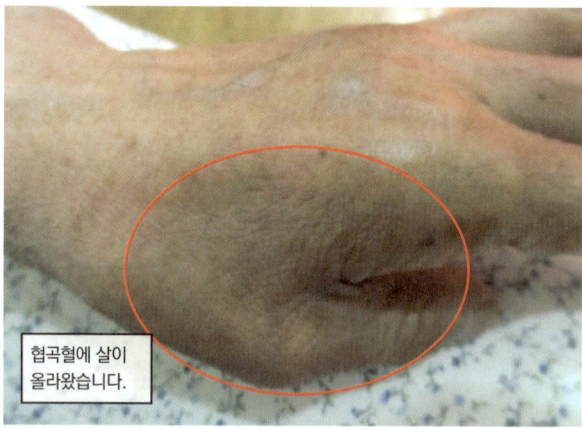

협곡혈에 살이 올라왔습니다.

122일 뒤

## 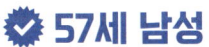 57세 남성
## 심한 오십견으로 인한 근위축筋痿縮

오십견이 심하면, 통증이 대단합니다.
생활상의 불편은 말할 것도 없고, 잠도 편히 잘 수가 없습니다.
성인 남성의 경우도 아파서 울기도 합니다.

여러 오십견 환자분들 중에 기억나는 사례가 있어, 소개합니다.

서상원한의원에 내원하셔서, 처음 약 2개월 정도를 꾸준히 치료받으셨습니다.
치료하는 입장인 제가 보기에는 조금씩이나마 좋아지고 있는 게 눈에 보였습니다만, 환자분은 다르게 느끼셨는지 한동안 한의원에 발길을 끊으셨습니다.

> 오십견 환자분들이 이런 경우가 매우 많습니다.
> 심한 오십견 질환은 치료를 받아도 통증이 쉽게 제어되지 않고, 어깨 움직임의 회복도 매우 느립니다. 이런 오십견 질환의 특성상, 환자분이 한 곳에서 오래 치료받기가 쉽지 않아 보입니다. 여러 병원을 돌아다니게 됩니다.

. . .

약 6개월쯤 뒤에 다시 오셨습니다.

다시 오셨을 때에는
- 오십견 증상도 더 심해지셨을 뿐 아니라

(아픈 왼쪽 어깨를 보니, 근육이 위축되어서 살이 없습니다.)

- 투병하시느라 힘드셨는지, 몸이 무척 수척해지셨습니다.

치료 전과 후의 차이가 사진으로 잘 표현이 되었는지 모르겠네요.

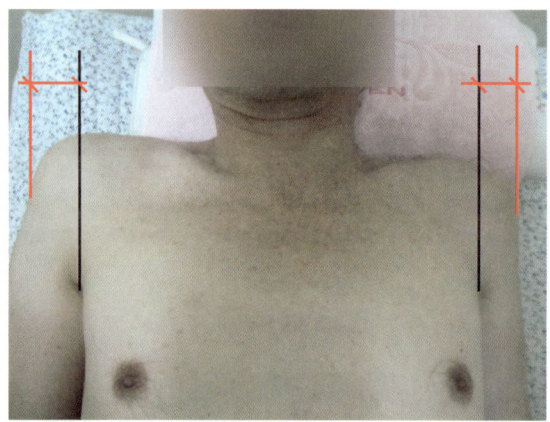

〈6개월 만에 다시 내원하셨을 당시〉
처음

왼쪽 어깨 근육이 위축되어 살이 없어 보입니다.

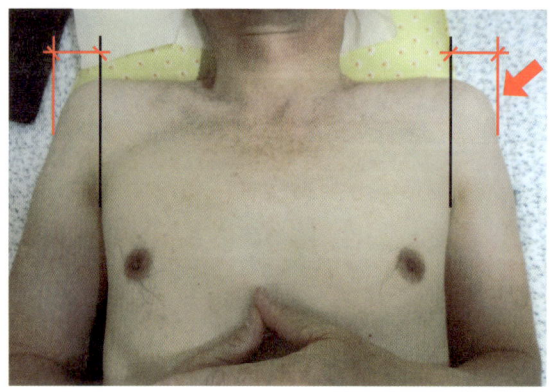

〈다시 오신 이후〉
1년 9개월 뒤

왼쪽 어깨에 근육이 살아 올라서, 오른쪽과 비슷해 보입니다.

※ 환자분의 노력에 박수를 보냅니다.

## 퇴행성관절염

### ✅ 70세 여성
### 퇴행성 무릎 관절염

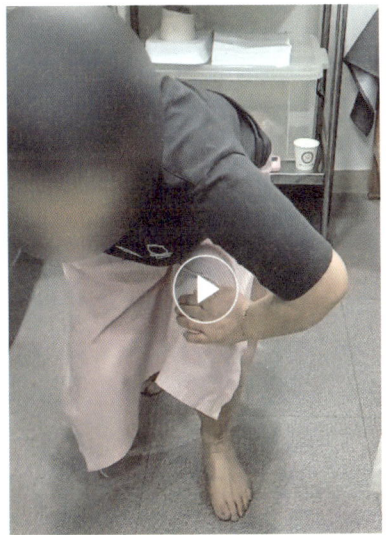

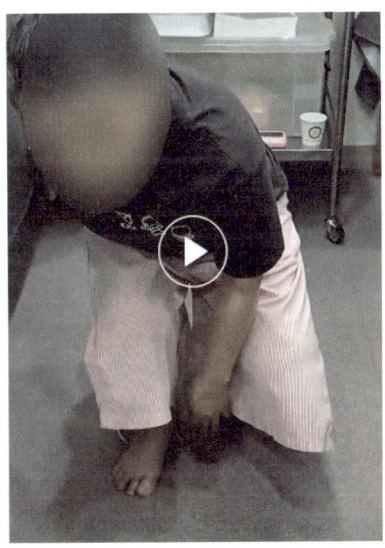

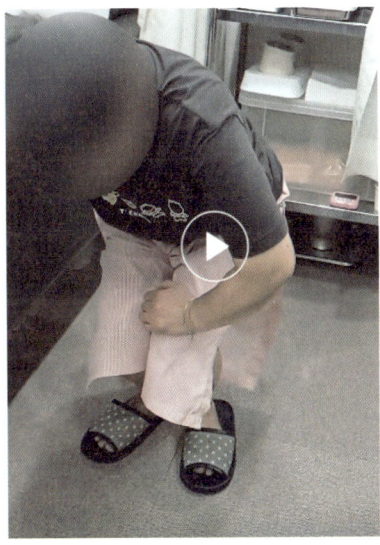

**처음**
쪼그려앉지 못합니다.

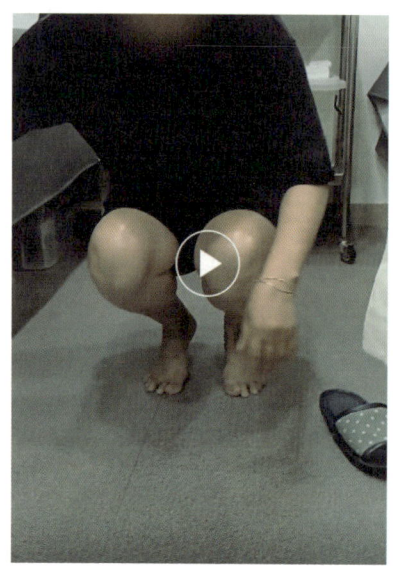 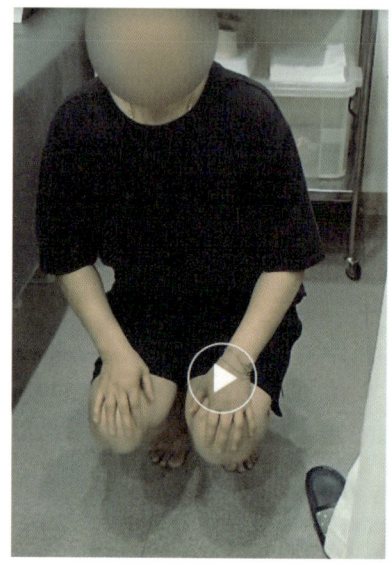

**3개월 뒤**
무릎관절이 많이 부드러워졌습니다. 쪼그려앉을 수 있습니다.
그러나, 발목은 아직까지는 유연성이 덜합니다.


※계속 치료받으시면 더 좋아지실 겁니다.

# 피부질환(건선, 대상포진, 사마귀, 아토피, 한포진 등)

### 55세 여성
### 건선

수년간 피부과를 다니다가 오셨습니다.

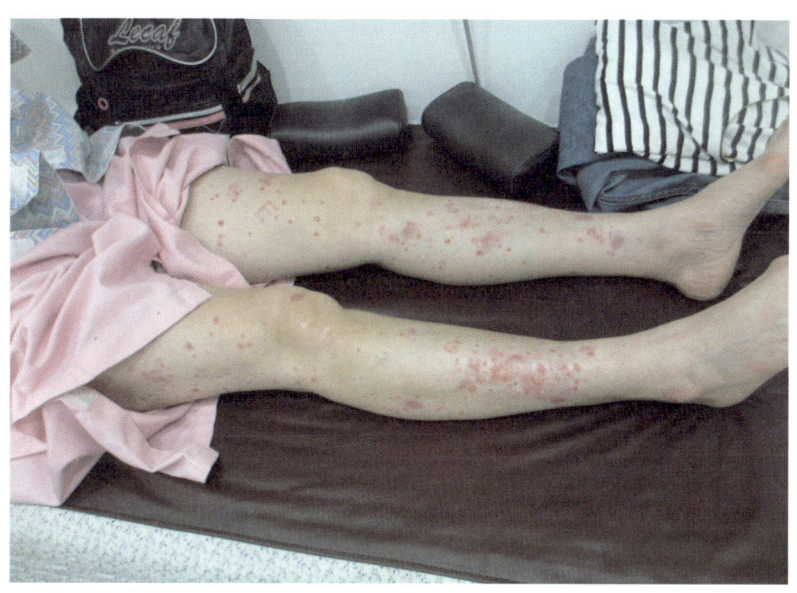

**처음**
가려움이 심해서 잠을 못잡니다.

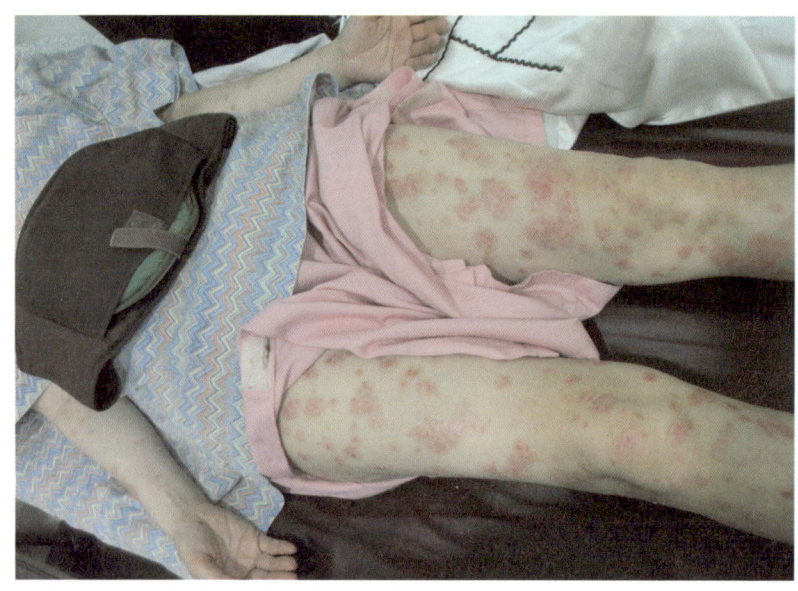

**2개월 뒤**
1. 가려움이 점차 줄어듭니다.
2. 피부염은 색이 옅어지면서 번지는 모습을 보입니다.
3. 치마를 입는게 소원이라고 하실 정도로 스트레스가 많습니다.

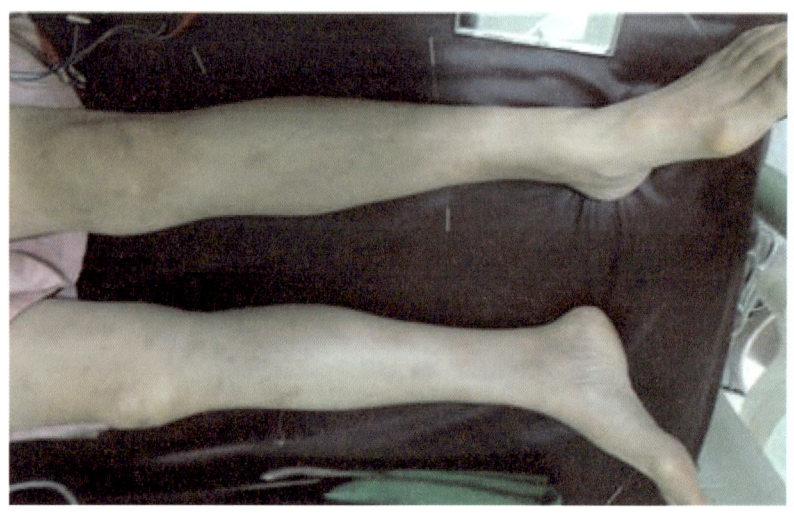

**5개월 뒤**
한의원에 **치마를 입고 오셨습니다 !!**

## 대상포진

젊은 남자분들도 아파서 울 정도로 심한 통증을 호소하는 질환 중에 대상포진이 있습니다.

대상포진이 한의학에서 치료가 잘 되는 편입니다. 바이러스로 인한 질환이라고 설명을 하는 만큼, 면역력을 키워주는 데에 한의학이 우수하기 때문인 것 같습니다.

특히, 자꾸 재발하는 대상포진 같은 경우엔 반드시 한의학적 치료를 받아야 된다고 생각합니다.

### 58세 여성
### 대상포진

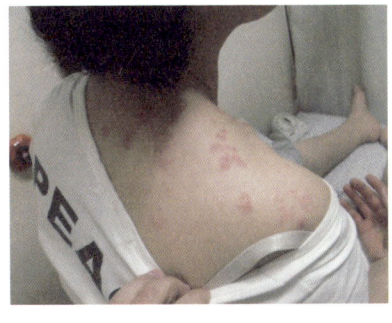

처음

토요일에 오셨습니다. 이때만 해도 환자분은 심한 통증을 느끼지 않으셨습니다. '아마도 통증이 주말에 심해지면서, 병원 응급실에 가시게 될지도 모른다.'라고 말씀을 드렸습니다.

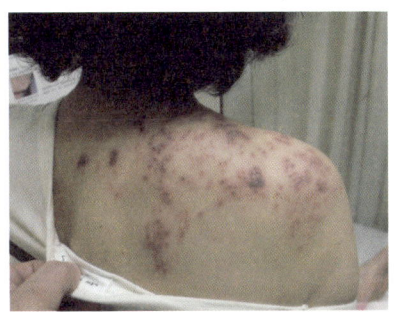

3일 뒤

정말로 응급실에서 진통제를 맞고 오셨습니다. 사진으로만 봐도 통증이 무척 심할 것 같습니다. 그 뒤로는 계속 침과 한약으로 한의원에서만 치료를 받으셨습니다.

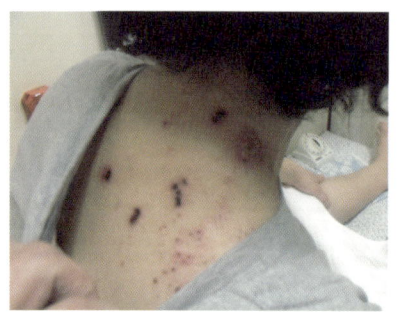

**13일 뒤**
생각보다 딱지가 빨리 앉았습니다.
통증이 비교적 빨리 잡힙니다.

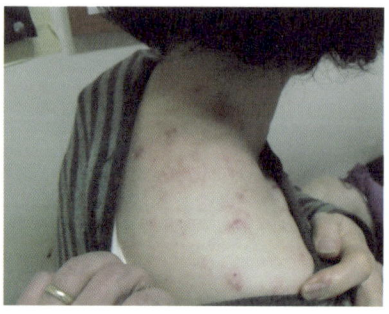

**41일 뒤**
이쯤 되니, 통증은 거의 없습니다.
딱지가 앉았던 자리가 스물 스물 가려운
정도만 남아있습니다.

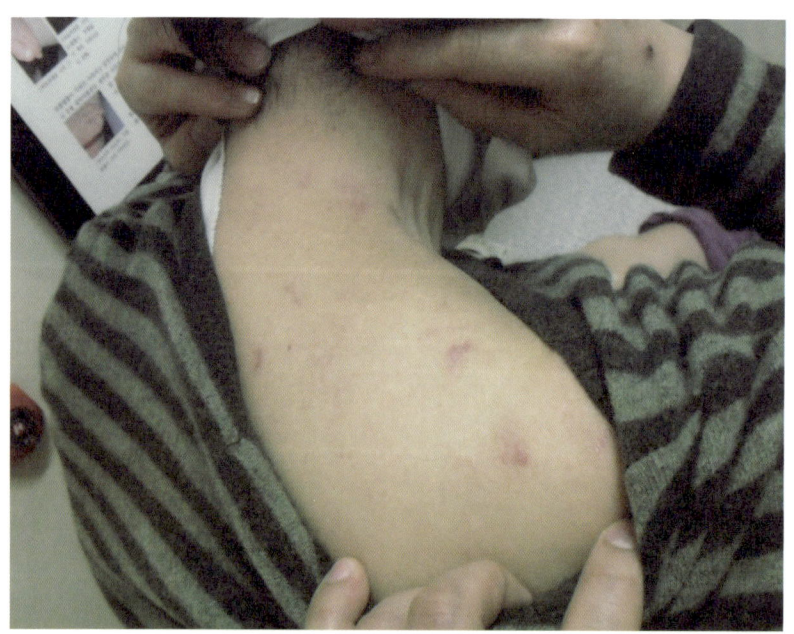

**70일 뒤**
치료가 마무리 된 셈입니다.

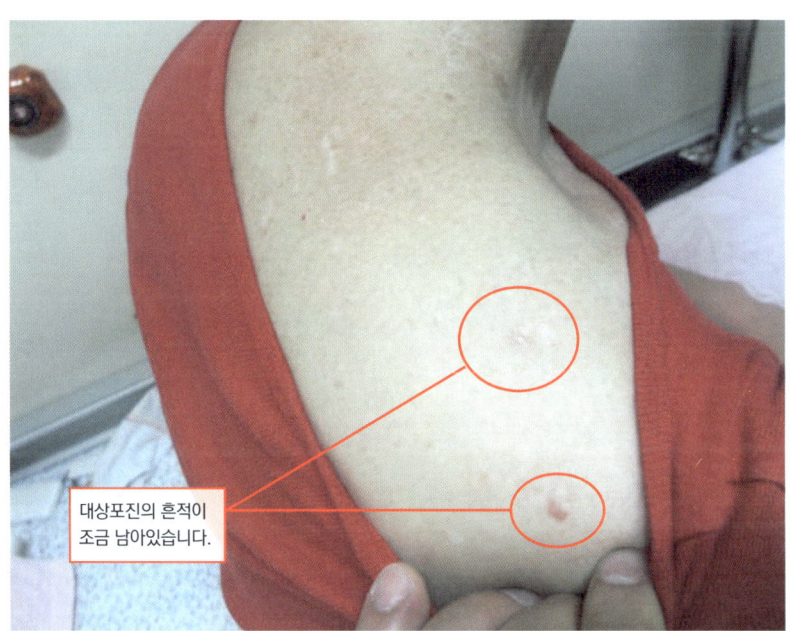

**1년 6개월 뒤**
이후로 혹시 자국이 남았을까 해서 한참 뒤에야 확인해봅니다.
흔적이 거의 없이 피부도 깨끗합니다.

※ 이렇게 증상이 나타났을 때 바로 오시면, 통증 제어에도 반응이 좋은 것 같습니다.

## ✅ 80세 여성
### 대상포진

척추관협착증으로 고생을 많이 하셨던 분입니다. 서상원한의원에 다니시면서, 협착증 증상이 많이 좋아지셨습니다.

한동안 발길이 뜸하시다가 오셨는데, 팔이 아프다고 하십니다.
대상포진입니다.

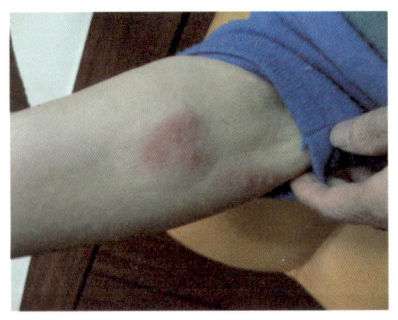

**처음**
칼로 도려내는 듯 아프다고 합니다.

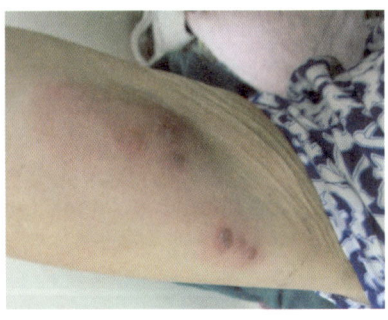

**2일 뒤**
여전히 아픕니다.

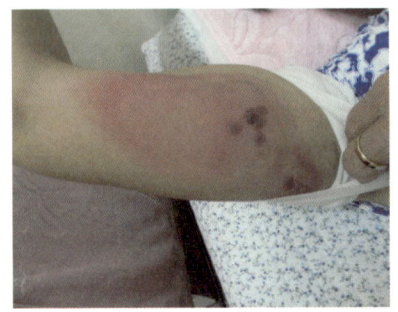

**4일 뒤**
통증이 줄어들고 있습니다.

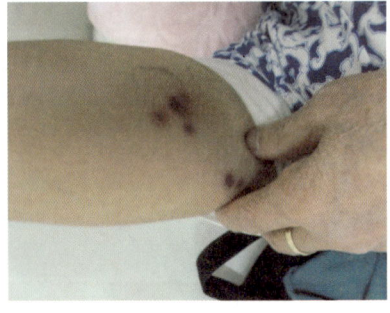

**9일 뒤**
이때쯤에는 통증이 거의 가라앉았습니다.

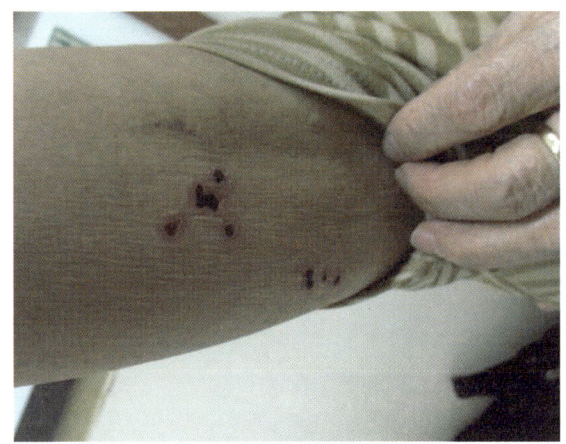

**21일 뒤**

통증도 없고, 편합니다. 딱지가 앉았습니다.
한 달도 채 안 되어서 좋아졌네요.

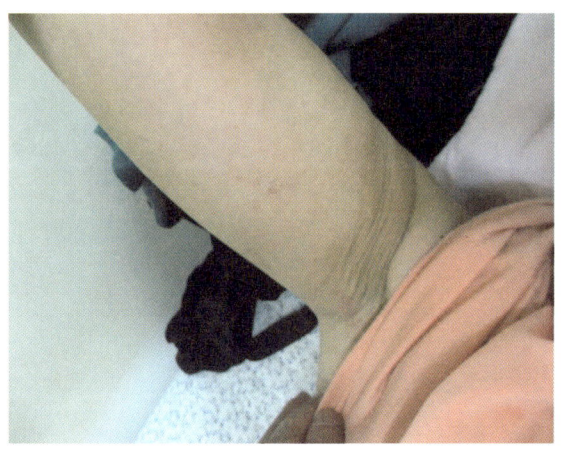

**1년 2개월 뒤**

나중에 오셨을 때, 흔적이 어떻게 남아있나 확인해보았습니다.
흔적이 없이 깨끗합니다.

※ 한의원 치료만 받으셨습니다. 대상포진이 발병후, 한의원에 바로 오셔서 치료받으시면, 예후가 좋습니다.

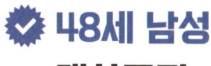
## 48세 남성
## 대상포진

술을 매일 달고 사시는 분입니다.

- 옆구리 쪽 통증이 심합니다.
- 밥을 못 먹겠습니다.

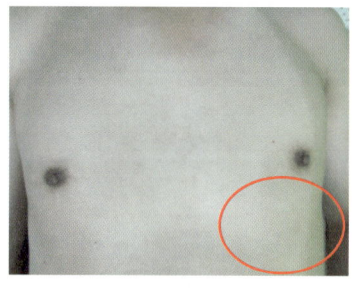
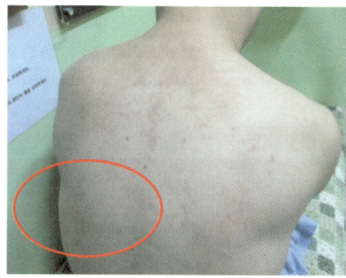

**처음**
처음 오셨을 때 모습입니다.
밥을 먹지 못하겠고, 표시된 부분이 무척 아프다고 오셨습니다.
피부가 지저분한 것 빼고는 아픈 부위가 특이한 것은 없었습니다.

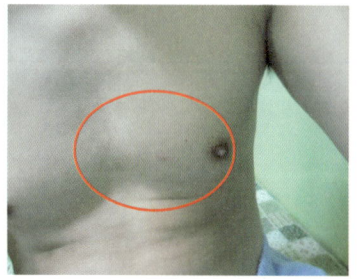
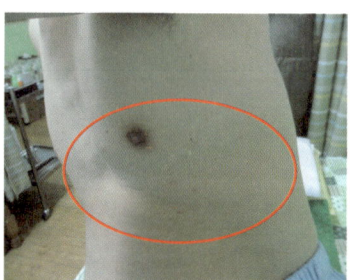

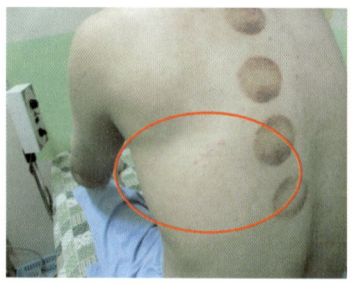

**3일 뒤**
아픈 곳에서 포진이 일어납니다.
무척 아프다고 합니다.

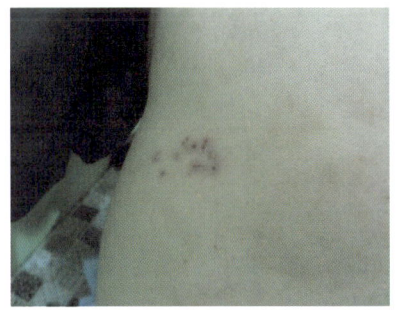

**12일 뒤**
딱지가 앉으면서, **훨씬 편하다고 합니다.**
밥은 아직도 먹히질 않습니다.

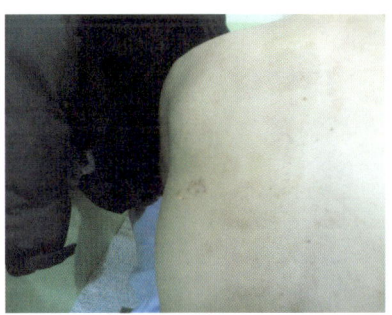

**19일 뒤**
딱지가 안 보일 정도로
깨끗해져가고 있습니다.

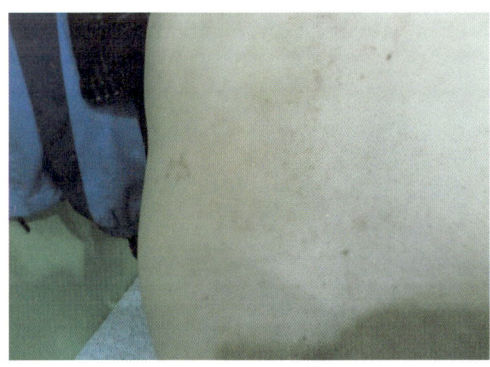

**2개월 뒤**
흔적만 조금 남아있습니다.
- 식사도 잘하십니다.

(2개월 뒤)

- 통증이 없어졌습니다.
- 식사도 잘합니다.

비교적 빨리 좋아지셨습니다.

술을 줄이시고, 생활습관도 개선하셔야 합니다.

※ 한의원 치료만 받으셨습니다.
※ 치료 기간 내내 술을 끊지 못하고, 매일 술을 드셨다고 합니다.
이렇게 생활습관이 개선되지 않으면, 다시 재발할 것이고, 치료도 점점 어려워지게 됩니다.

## ✅ 76세 여성
### 대상포진

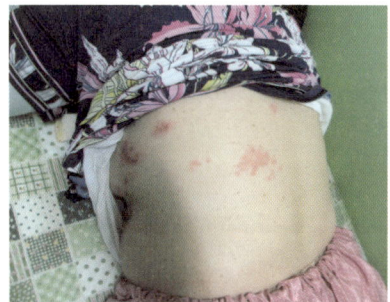

처음

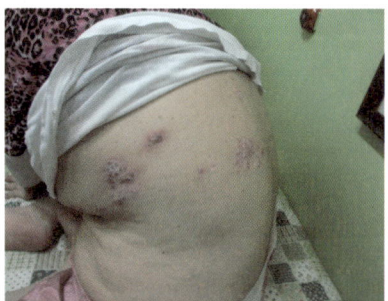

5일 뒤

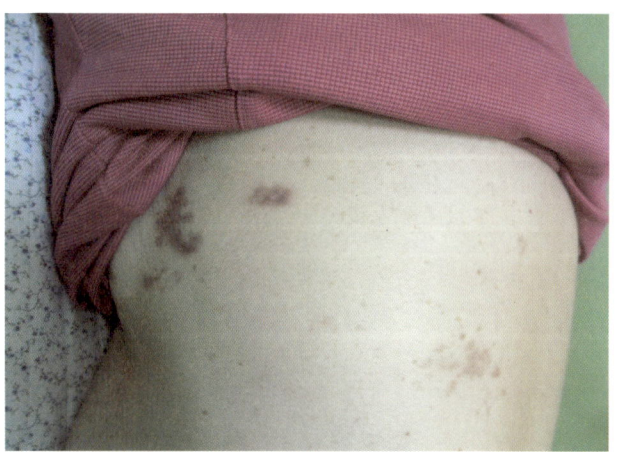

100일 뒤

※ 한의원 치료만 받으셨습니다.

## 사마귀

### 14세 남학생
### 엄지손가락 사마귀

앞서 '1. 손톱 발톱 (주변) 문제 및 관련된 여러 질환들' 편에서 소개되었습니다.

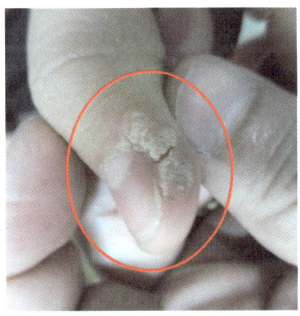

**처음**
**왼손-엄지**
손톱 주변에 사마귀가 났습니다.

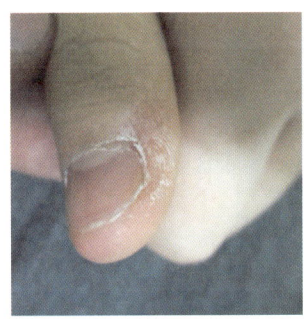

**3개월 20일 뒤**
100일 정도가 지나면서, 눈에 띄게 좋아집니다.

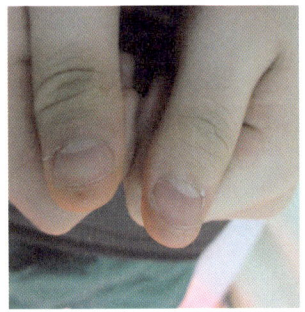

**4개월 뒤**
눈에 안 보일 정도로 좋아졌습니다.

## 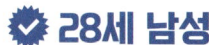 28세 남성
## 손가락 발가락 사마귀

- 손가락 3지와 발가락 5지 쪽에 사마귀가 생겼습니다.[31]
- 목 뒤가 늘 불편해서 고생합니다.

- 소화가 안 되어, 늘 '그윽그윽' 트림을 합니다.
- 복부비만이 심한 편입니다. 팔다리는 가늡니다.
  운동을 싫어하고, 식습관도 좋지 않습니다. 규칙적인 식사를 하지 못하고, 피자 등의 음식을 집에서 시켜 먹는 걸 자주 합니다.

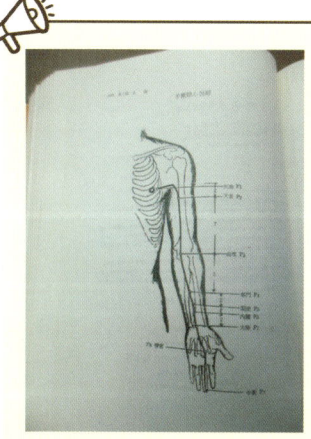

〈심포경의 주치主治〉
흉胸·심心 등 순환계 병증, 신경정신 질환 및 심포경이 경과하는 부위의 병증을 주치한다.
특히, 심통心痛, 심계心悸, 흉민胸悶, 심번心煩, 전광癲狂, 주비통肘臂痛, 장심발열掌心發熱 등 증을 주치한다.

---

31)  ☞ 손가락 3지로는 수궐음심포경手厥陰心包經, 발가락 5지로는 족태양방광경足太陽膀胱經이 흐릅니다.

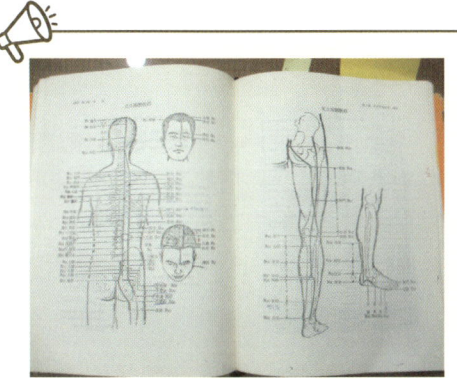

**〈방광경의 주치主治〉**
비뇨생식계 질환, 신경정신 질환, 호흡·순환·소화계 병증 및 열성병熱性病과 방광경이 경과하는 부위의 병증을 주치한다.

심포 및 방광경락에 병증이 나타났다고 하는 것은 병증이 진행될 경우 상기 질환(사진 해설에 나온 질환)으로 고생할 확률이 더욱 높아집니다.

위의 환자는 뇌혈관 질환까지 우려가 됩니다.

발부터 보겠습니다.

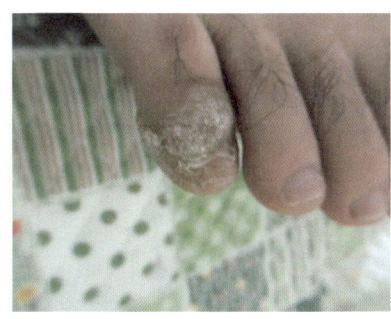 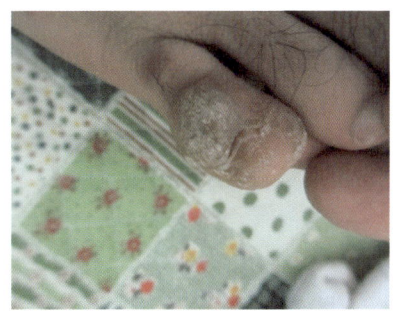

**처음**
새끼발가락 쪽에 사마귀가 심합니다.

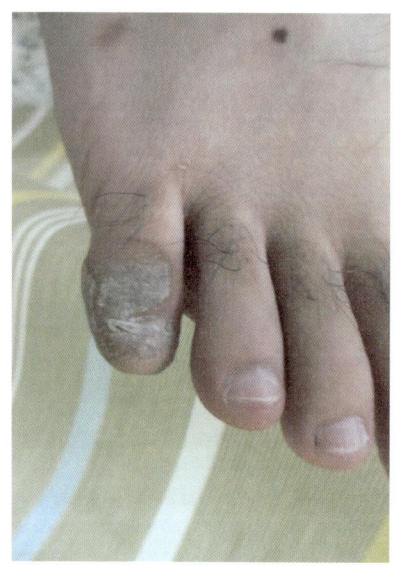
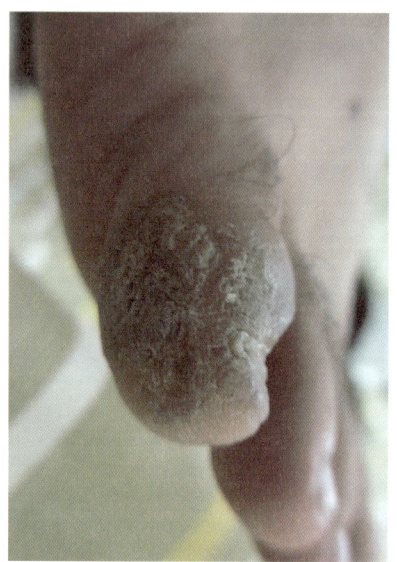

**1달 뒤**
살짝 옅어집니다.

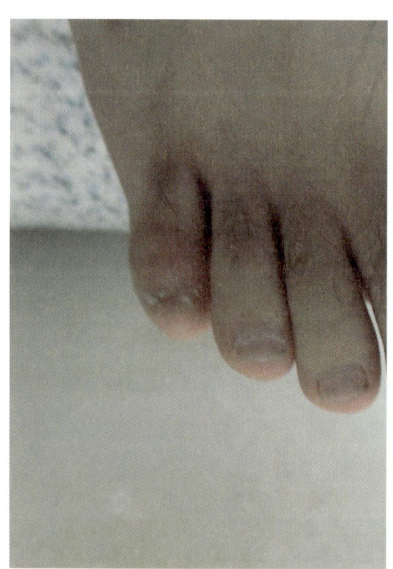
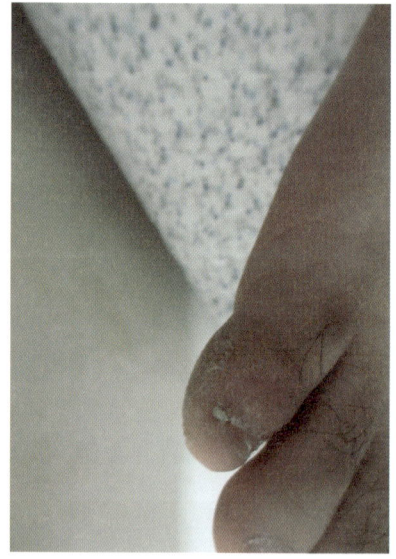

**1달 20일 뒤**
많이 깨끗해졌습니다.

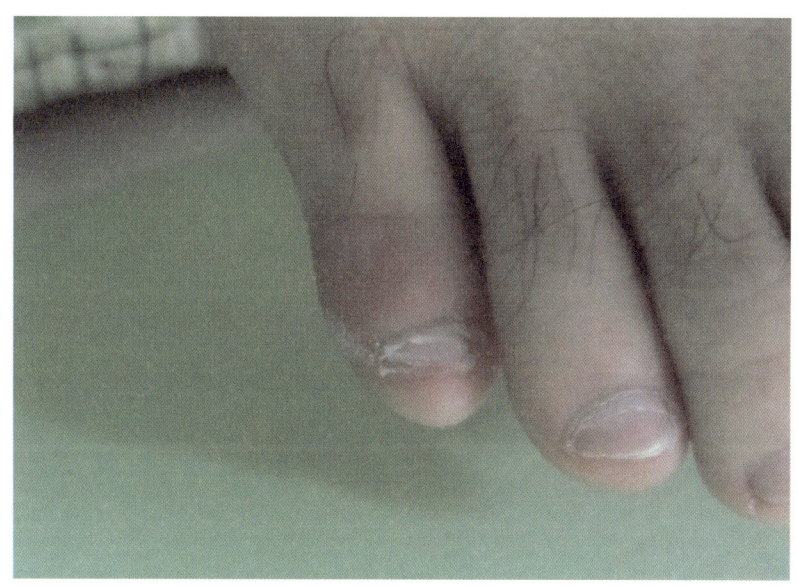

**8개월 뒤**
한참 뒤, 다시 오셨을 때 확인해보았습니다. 여전히 깨끗합니다..

손을 보겠습니다.

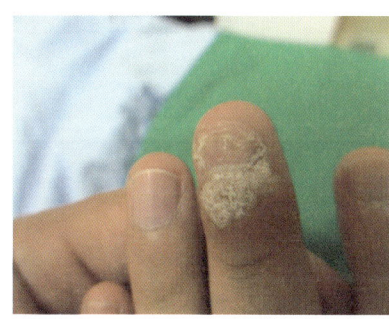

처음

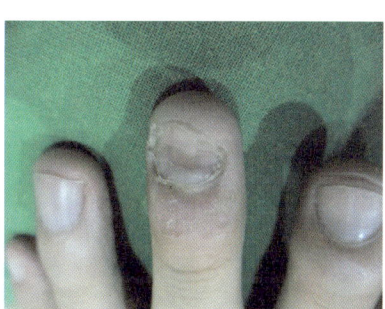

**1달 뒤**
많이 떨어져 나갔습니다.

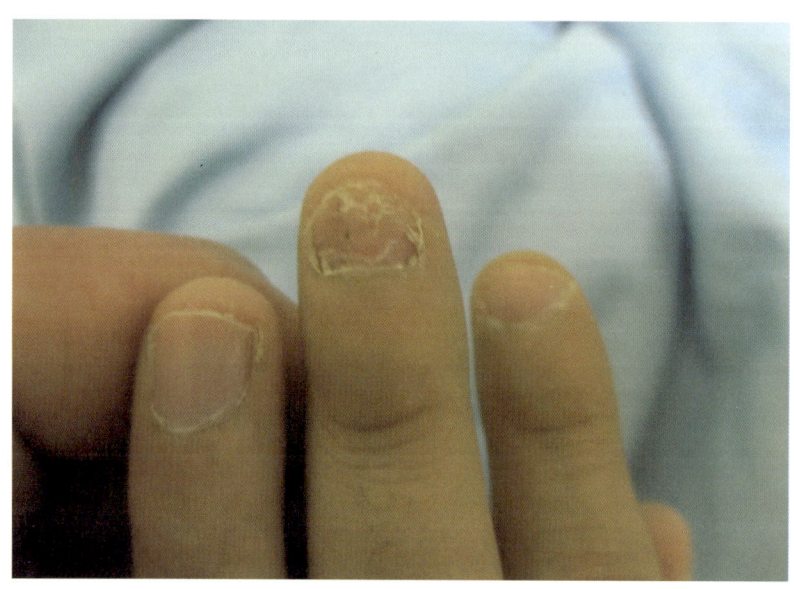

**7개월 뒤**
한참 뒤, 다시 오셨을 때 확인해보았습니다.
많이 좋아지셨습니다.

※ 손톱까지도 정상적인 형태가 될 때까지 치료받으시는 것이 좋겠습니다.

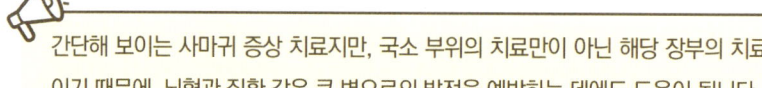

간단해 보이는 사마귀 증상 치료지만, 국소 부위의 치료만이 아닌 해당 장부의 치료이기 때문에, 뇌혈관 질환 같은 큰 병으로의 발전을 예방하는 데에도 도움이 됩니다.

## ✅ 43세 남성
# 발목 사마귀

족양명위경足陽明胃經쪽에 나타난 사마귀입니다.
평상시에 술을 많이 드시고, 늘 속이 쓰려 고생하는 분입니다.

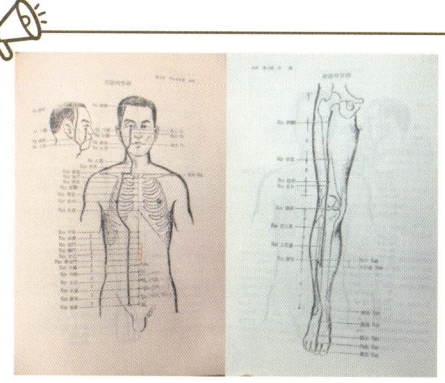

〈위경 주치主治〉장腸·위胃 등 소화기 계통 질환, 신경정신계 질환, 호흡순환계 병증, 특히, 위통胃痛, 구토, 장명腸鳴, 복창腹脹, 다식이기多食易飢, 소갈消渴 등 소화계통 증상 및 구안와사 인후종통咽喉腫痛 비뉵鼻衄 치통齒痛, 슬빈동통膝臏疼痛 등을 주치한다.

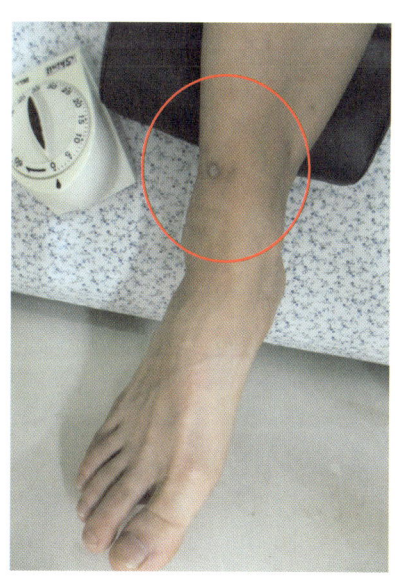 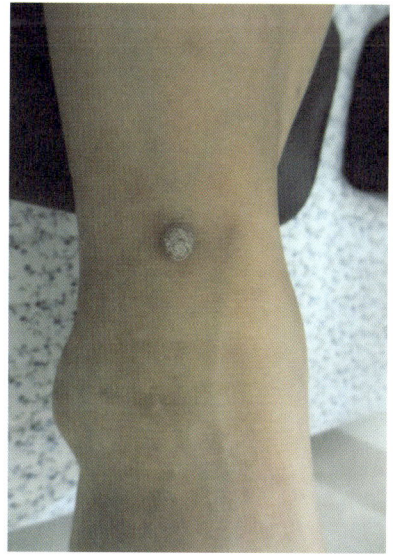

**처음**
위경胃經 방향으로 사마귀가 났습니다.

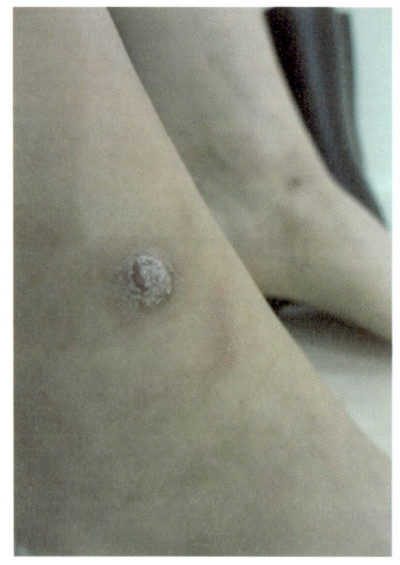

9일 뒤

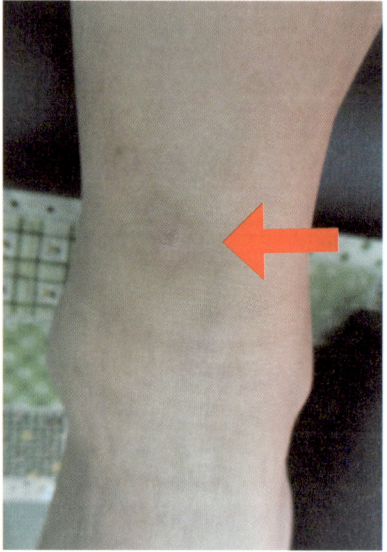

약 80일 뒤
사마귀가 없어졌습니다.

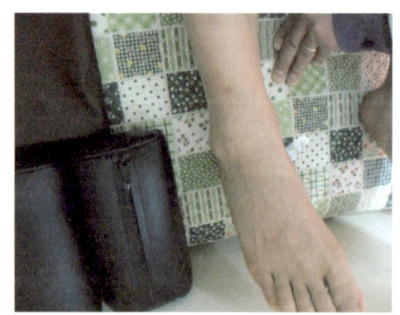
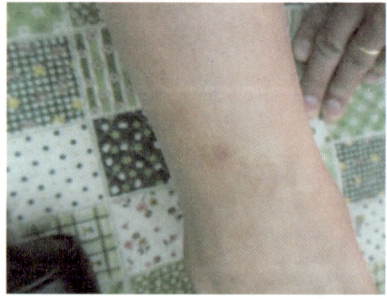

약 6개월 뒤
한참 뒤에 다시 오셨을 때, 확인해보았습니다. 흔적이 조금 남아있고, 괜찮습니다.

## 🏅 42세 남성
### 사마귀

'5. 기타 손톱발톱 주변 문제'편에서 소개되었습니다.

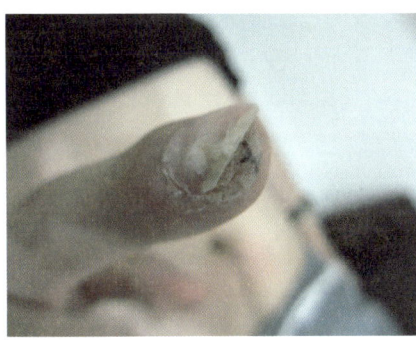

처음

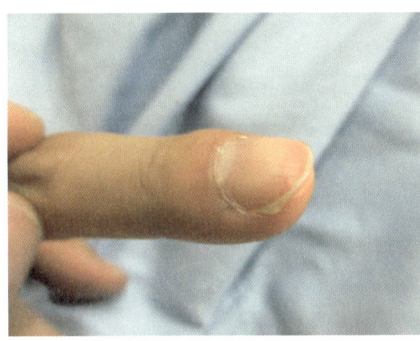

2개월 뒤

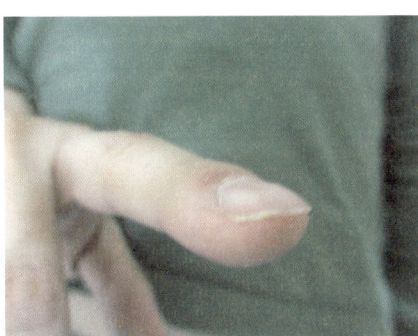

3개월 뒤

## ✪ 41세 여성
### 4번째 손가락 사마귀

'5. 기타 손톱발톱 주변 문제'편에서 소개되었습니다.

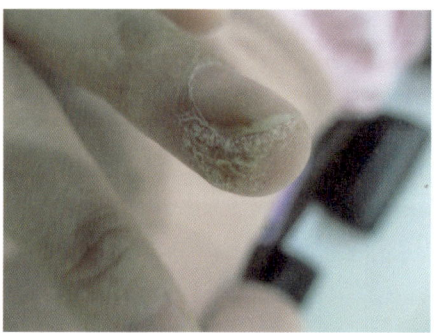

처음

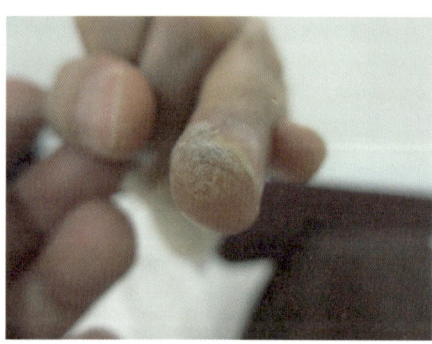

한 달 뒤

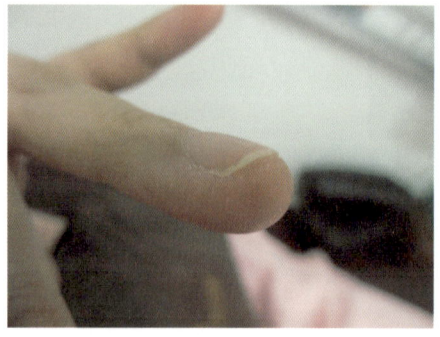

두 달 보름 뒤

## 상세불명의 피부염

### ✅ 22세 남성
### 턱쪽 피부염

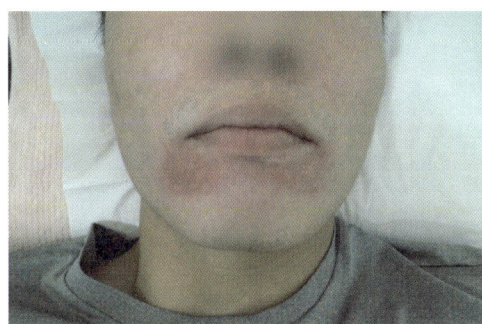

**처음**
입술아래쪽 턱쪽에
피부염으로 고생합니다.

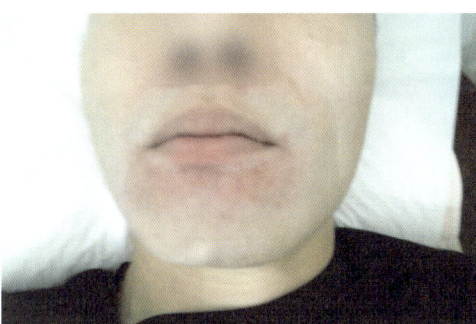

**10일 뒤**

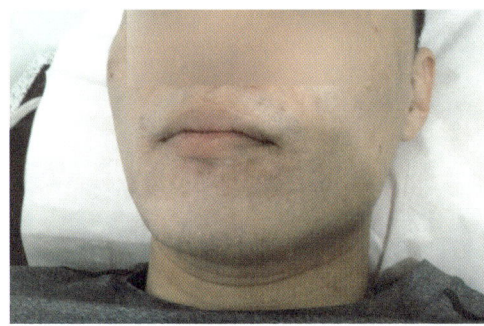

**2달 뒤**
좋아졌습니다.

## 아토피

아토피는 치료 및 관리 기간이 무척 오래 걸리는 질환 중 하나입니다. 좋아지는 것도 대개가 조금씩 조금씩 좋아져서, 환자분들의 끈기가 필요한 질환입니다.

일반적인 아토피 환자와 달리 치료효과가 눈에 띄는 사례를 소개합니다.

### 25세 남성
### 성인이 되어 나타난 아토피

심하지 않은 아토피입니다.
성인이 되어 나타난 아토피입니다.

- 5년을 고생하셨다고 합니다.
    피부과를 여러 곳을 다녀도 점점 심해집니다.
- 가려워서 잠을 못 주무십니다.

- 속이 불편합니다.
- 잠 잘 때 식은땀이 심합니다.[32]
- 땀 냄새가 심합니다.
    땀냄새가 심하고, 땀 때문에 러닝셔츠가 누렇게 변합니다.
    방에 들어가면, 땀 냄새가 방안 가득 배어있다고 합니다.

---

32) ☞ 잠잘 때만 유독 나는 땀을 도둑땀이라고 해서 도한증盜汗症이라고 합니다.

이 분은 피부병 자체도 문제이지만, 잠 잘 때 나는 누런 식은땀이 중증에 속합니다.

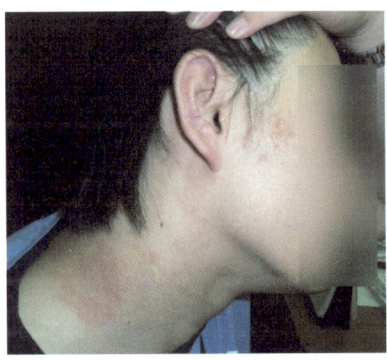
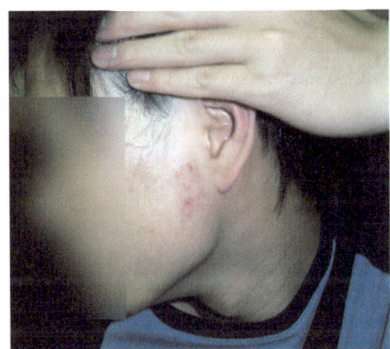
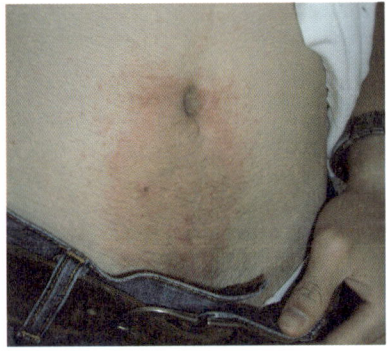

**처음**
금속이 닿는 부분에도 발생합니다.

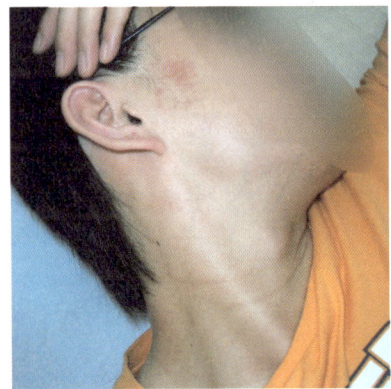
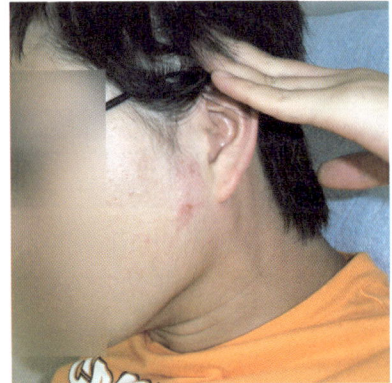

**2일 뒤**
반응이 빨리 나타나고 있습니다.

(2일 뒤)

반응이 좋은 편입니다.

- 아직 가렵지만, 느낌이 좋습니다.
- 소변에 거품이 나기 시작합니다.[33]

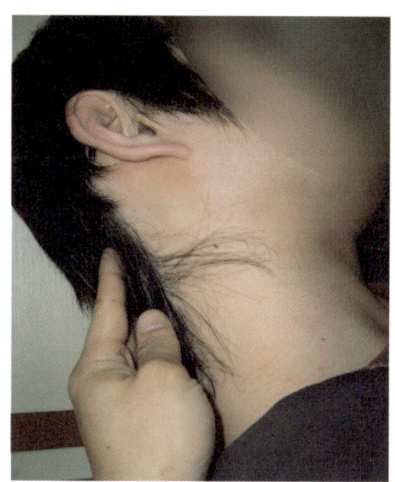

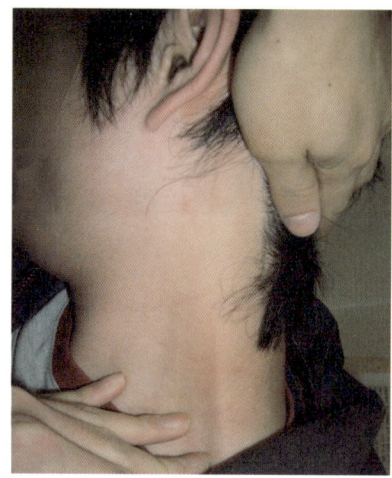

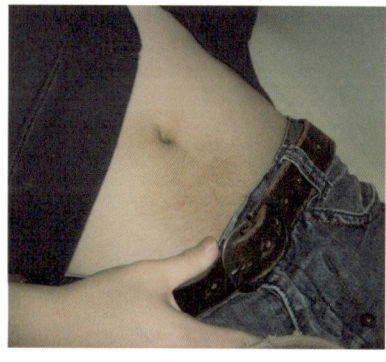

**5개월 뒤**
피부가 깨끗하고, 흔적만 조금 남았습니다.

---

33) ☞ 열습熱濕이 빠져나가는 현상입니다. 사람에 따라서 대변으로 거품이 일어나다가 차차 사라지는 경우도 있습니다. 명현현상중에 하나입니다.

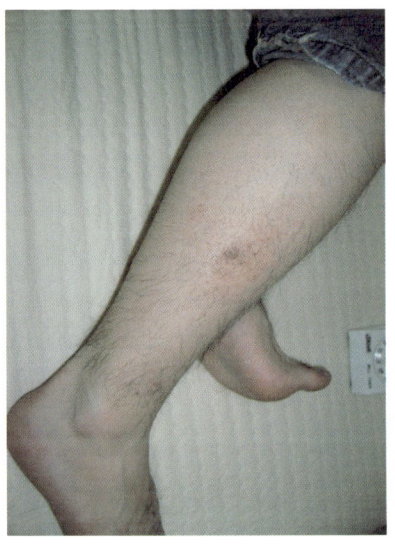
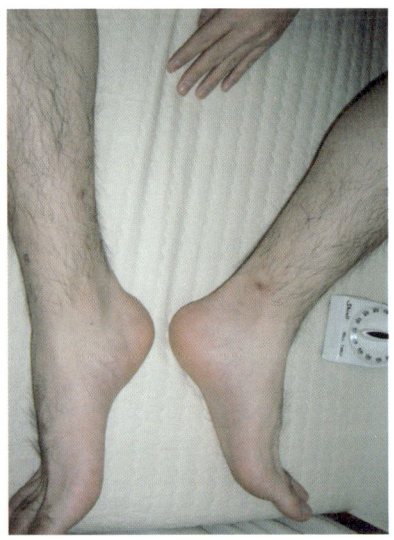

**5개월 뒤**
다리쪽에 아토피가 조금 남았습니다.

(5개월 뒤)

- 가려움이 없어서, 잠도 잘 주무십니다.
- 불편하던 속도 많이 편해졌습니다.
- 식은땀은 훨씬 전부터 사라졌습니다.
- 소변에 거품도 없습니다.
  .
  .
  .

(5년이 지났습니다.)
  .
  .
  .

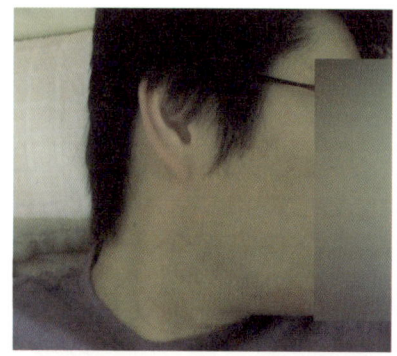 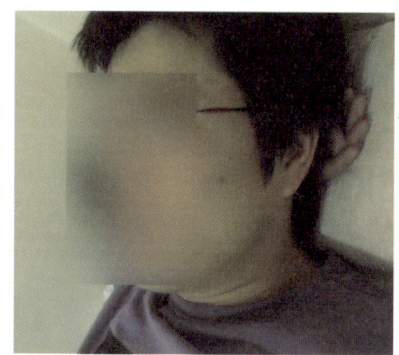

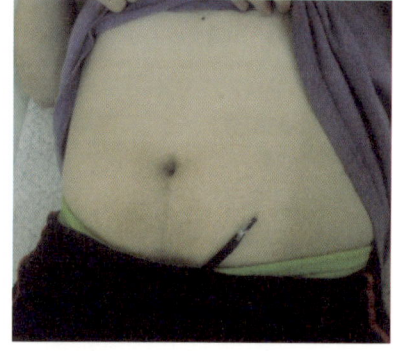

**5년 뒤**
5년이 지나 내원하셨는데,
재발 없이 멀쩡합니다.

**5년 뒤**
다리쪽 피부는 더 좋아진 것 같습니다.

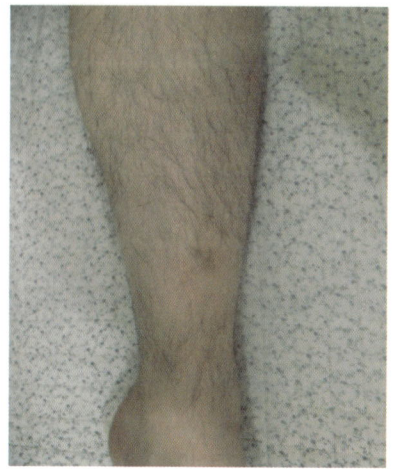

(5년 뒤)

- 재발 없이, 피부가 맑습니다.

※ 모든 환자분들이 이렇게 좋아졌으면 좋겠습니다.

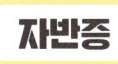

## 85세 남성
## 자반증

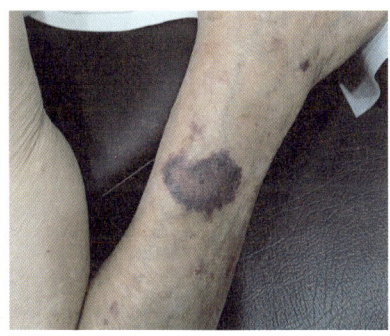

처음
팔뚝에 자반증이 심합니다.

22일 뒤
많이 좋아졌습니다.

심장질환으로 혈전용해제 복용기간이 오래된 환자분입니다.

앞서 '😊 81세 남성 중풍후유증'에서 소개드렸던 환자분[34]의 증상과 유사합니다.

심장질환이나 뇌혈관질환으로 혈전용해제를 오랜기간 복용하시는 분들은 한방치료를 가까이 하는 것이 큰 도움이 되겠습니다.

---

34) ☞ '😊 81세 남성 중풍후유증'에서 소개드렸던 환자분

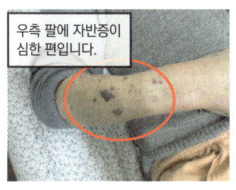

우측 팔에 자반증이 심한 편입니다.

처음
뇌혈관 질환과 관련된 병원 약을 오래 드시는 분들에게 많이 보이는 자반증紫斑症입니다.

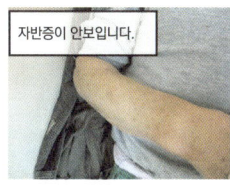

자반증이 안보입니다.

25일 뒤
자반증이 안 보입니다.

## 한포진

### ✦ 57세 여성
### 중증 당뇨 환자의 한포진

- 한포진으로 고생을 오래 하셨습니다.
  10년 전쯤부터 조금씩 생기더니, 점차 번져서 범위가 넓어졌다고 합니다. 발바닥 쪽이 더 심해서 피도 납니다.
- 당뇨로 고생하신지 20년 정도 됩니다.
  (인슐린 주사를 맞고 계실 정도로 심합니다.)
- 배가 더부룩합니다.
- 무릎이 아픕니다.
- 엄지발가락에 열이 납니다.

손바닥 발바닥의 모습입니다.

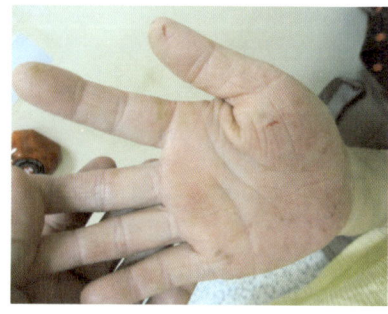

처음

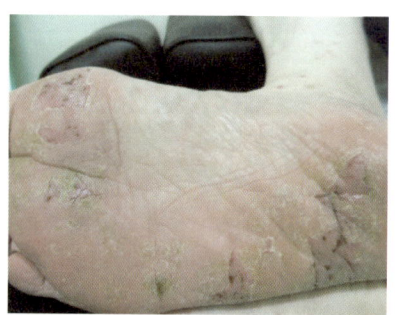

처음
피가 날 정도로 심합니다.

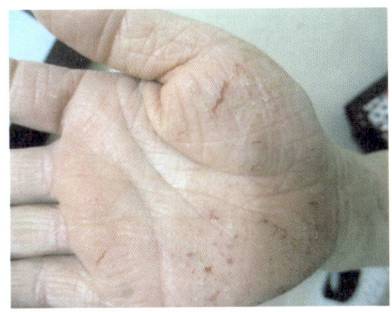
40일 뒤

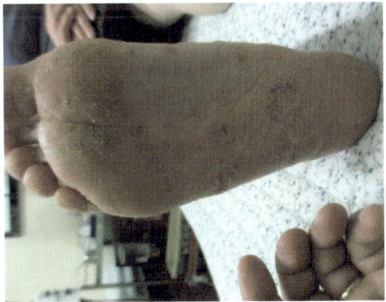
45일 뒤

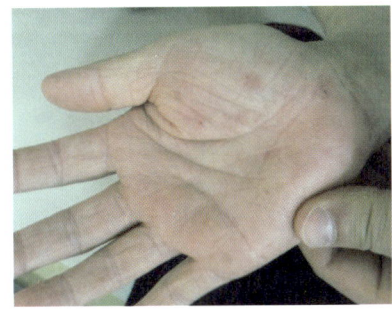
4개월 뒤

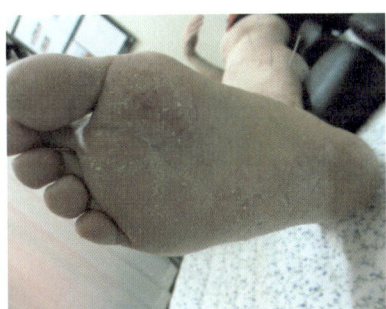
100일 뒤

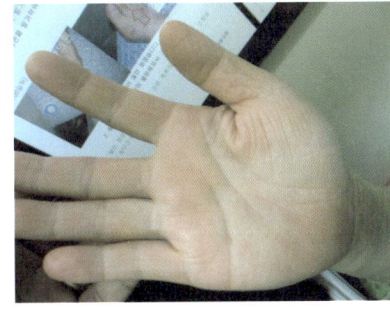
1년 20일 뒤
손바닥이 깨끗해졌습니다.

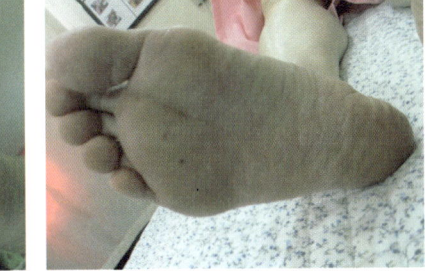
1년 뒤
발바닥이 깨끗해졌습니다.

- 손발바닥이 깨끗해졌습니다.
- 배가 더부룩한 게 많이 좋아졌습니다.[35]
- 무릎이 편해졌습니다.
- 엄지발가락에 열이 없어졌습니다.

이렇게 한포진이 좋아지면서, 나타난 다른 변화입니다.
체외로 독소배출이 되면서 피부염이 한창 올라왔다가 사그러듭니다.

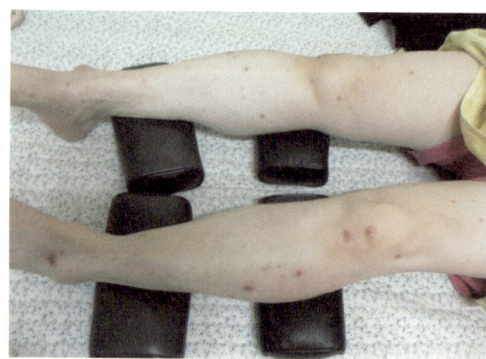

**처음**
처음 오셨던 날입니다.
손발바닥에는 한포진이 심했고,
다리에 피부염이 살짝 올라와
있었습니다.

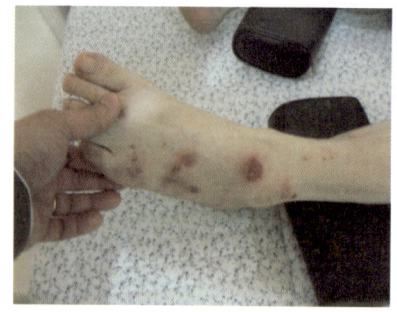
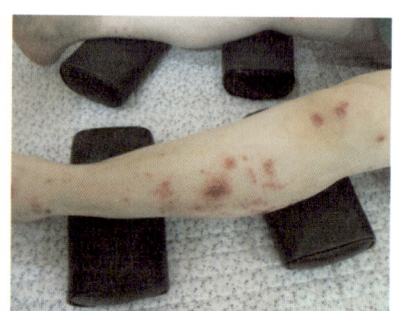

**20일 뒤**
피부염이 점점 더 올라오면서, 가렵습니다.

---

35) ☞ 뒤에 사진으로 소개됩니다.

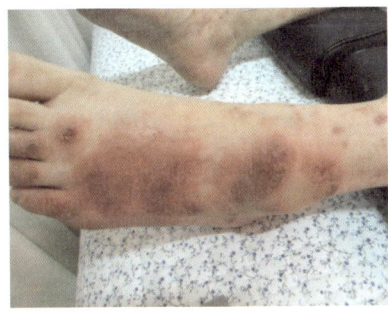
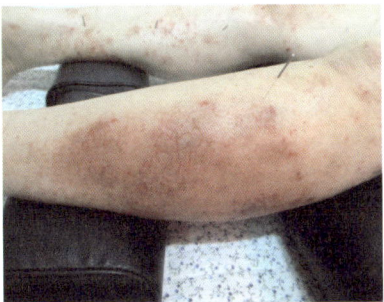

**3개월 뒤**
진물이 날 정도로 심하게 올라옵니다.

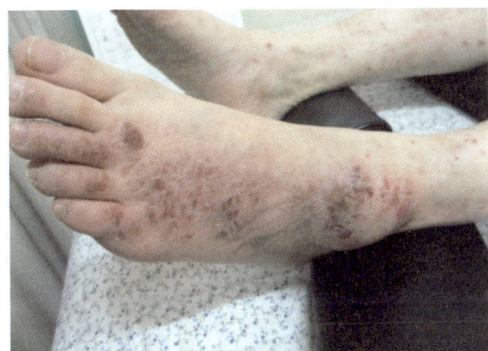

**5개월 뒤**
진물이 말라가고 있습니다.

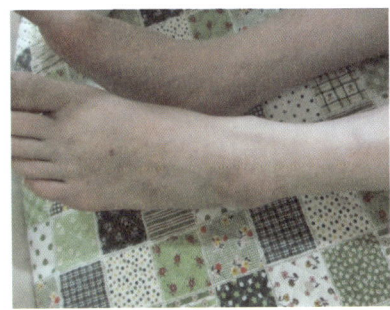
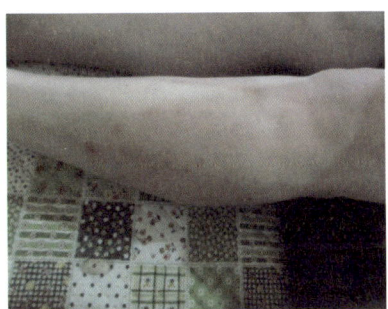

**1년 3개월 뒤**
깨끗해졌습니다.

> 이렇게 변화가 심하게 나타난 것은, 앓고 계신 질환이 무척 오래된 데다, 당뇨도 많이 심하기 때문인 것으로 생각됩니다. 배출되어야 할 독소毒素의 양이 많은 것입니다.[36]

- 배가 늘 더부룩한 증상도 많이 호전됩니다. (아래 사진)

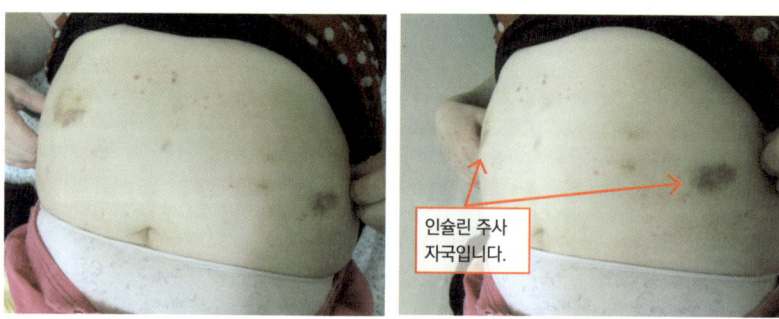

**처음**
배가 불룩합니다. 인슐린 주사 자국이 보입니다.

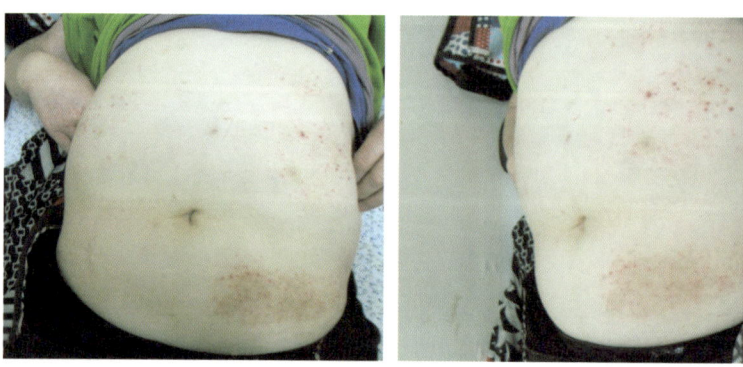

**100일 뒤**
- 배가 많이 줄었습니다.

---

36) ☞ 뒤에 명현반응 항목에서 설명할 것이지만, 독소배출 기전의 명현반응에 해당합니다.

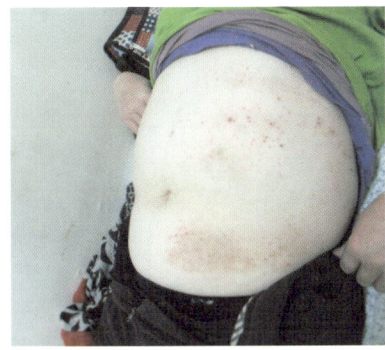

**100일 뒤**

- 피부염이 올라옵니다.
무척 가려워합니다만,
초기에 비해 점차 가려움이 줄어듭니다.

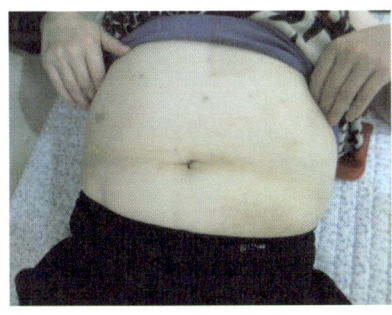 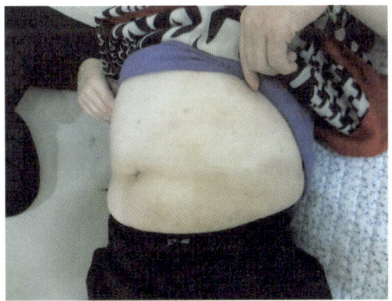

**5개월 뒤**

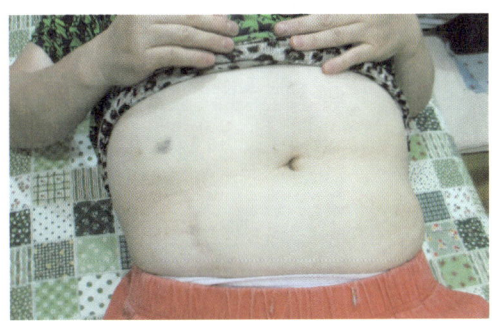

**1년 50일 뒤**

1. 더부룩하던 배가 많이 홀쭉합니다.
2. 배의 피부도 다시 깨끗해졌습니다.

※ 중증질환이라 앞으로도 꾸준한 치료가 필요하겠습니다.

 면역과 관련된 피부염은 한의학적 치료를 반드시 받아야 된다고 생각합니다.

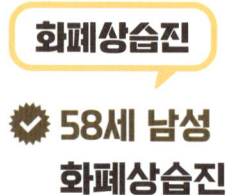

## 58세 남성
## 화폐상습진

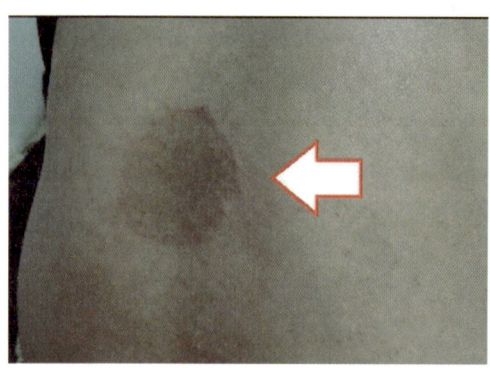

**2022년 10월경 처음**

처음에 오셨을 때 상태입니다. 유튜브영상으로 만들어두었던 자료를 캡쳐한 사진입니다. 이 날짜이후로 한의원자료를 모아둔 외장하드가 날라가버려서 자료를 몽땅 잃어버렸습니다. (처음에 오셨을때부터 꾸준히 내원하셨는데 23년도 자료가 아예 없어졌습니다.)

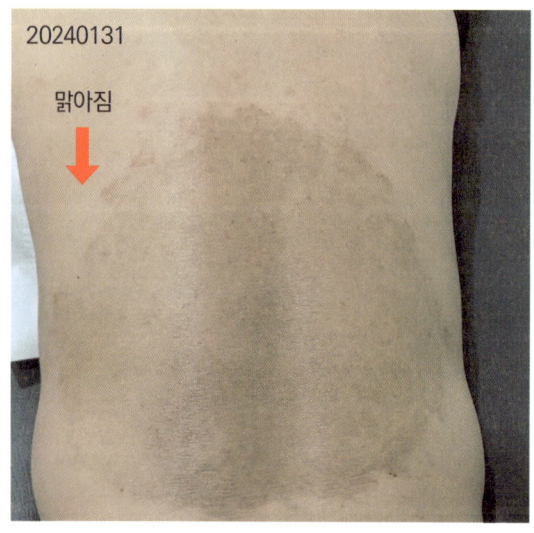

**약 1년 3개월 뒤**

1년 6개월 뒤

여기도 맑아짐

오히려 피부 병변부위가 넓어지고 있습니다.

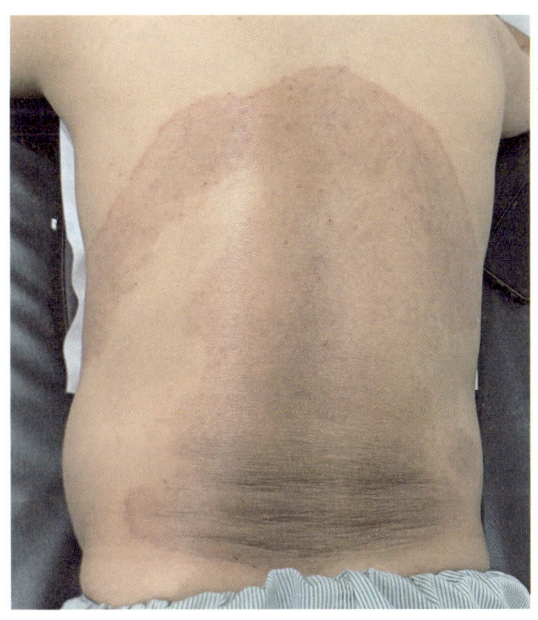

**2년 뒤**
20241007

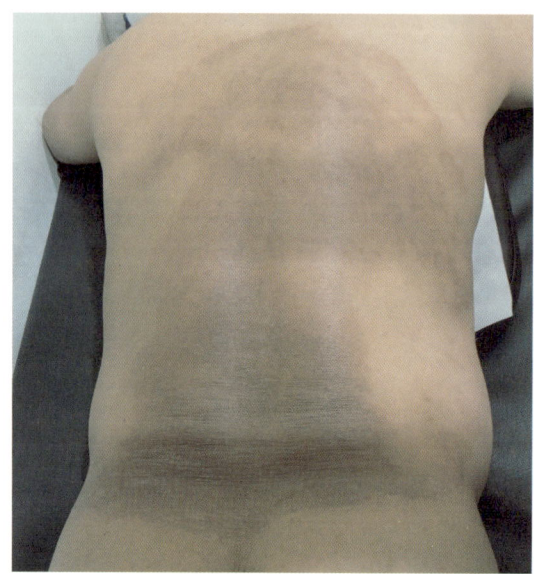

**2년 5개월 뒤**
2025320

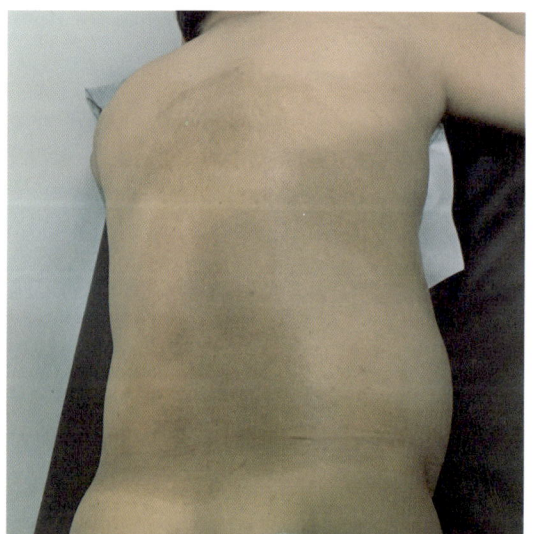

**2년 7개월 뒤 2025519**

드디어 독소가 많이 빠져나간 모양입니다. 안정화 되고 있고, 많이 좋아졌습니다.

이처럼 장시간 관리가 필요한 피부질환이 많습니다.

명현반응의 하나입니다. 체내 독소가 빠져나가는데 시간이 무척 오래걸렸습니다. 치료중에 오히려 피부질환 부위가 넓어지니, 대부분의 환자들은 치료를 중단하고 도망가기 일쑤입니다. 환자분의 꾸준한 노력에 무한한 박수를 보냅니다.

## 기타 중증질환

### ✅ 79세 여성
### 중증 암 환자

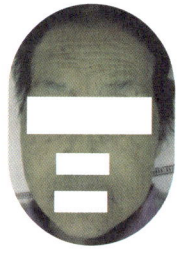

처음
1. 얼굴색이 검고 어둡습니다.
2. 회색빛을 띠면서, 누렇습니다.

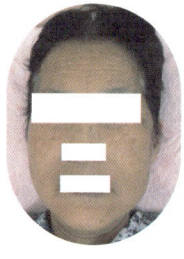

10개월 뒤
얼굴색이 많이 좋아졌습니다. 혈색이 눈에 보일 정도네요.

앞에 '✅ 79세 여성 암 환자의 얼굴색' 편에서 소개되었던 사례입니다. 조금 더 부연 설명합니다.

항암 치료를 끝내고 한의원에 오신 이후, 짧은 기간의 사례입니다.

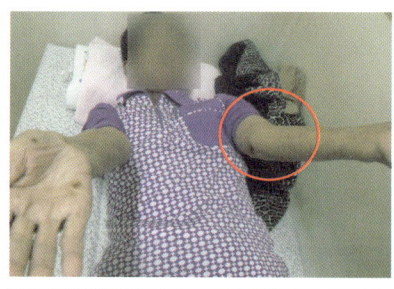

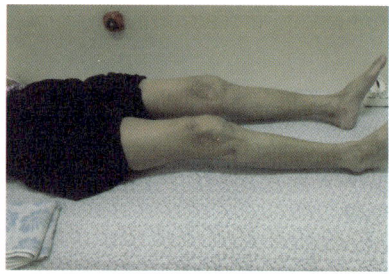

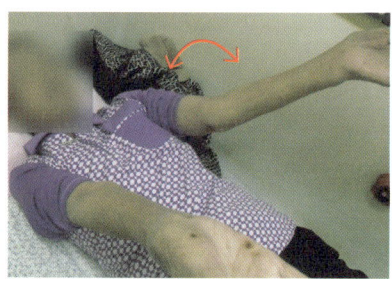

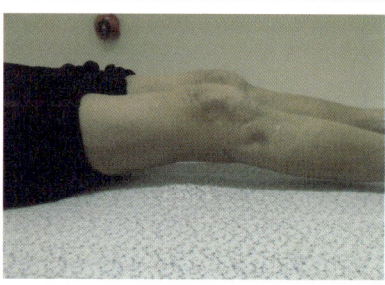

처음
왼쪽 팔꿈치가 굽어있습니다.

처음
양쪽 무릎이 굽어 펴지지 않습니다.

2. 기타 질환별치료 사례   **201**

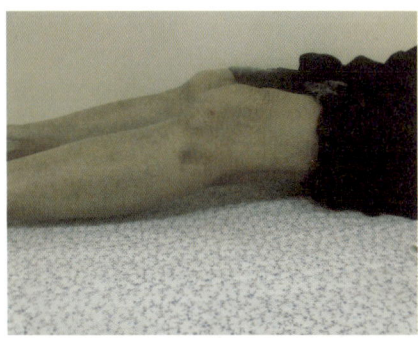

**15일 뒤**
오른쪽 무릎이 펴지고 있습니다.

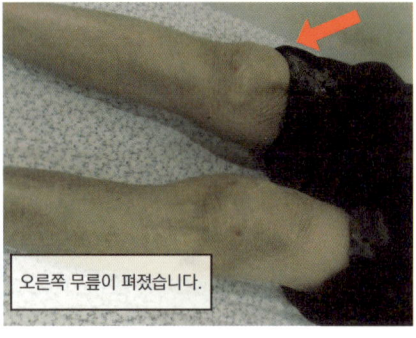

오른쪽 무릎이 펴졌습니다.

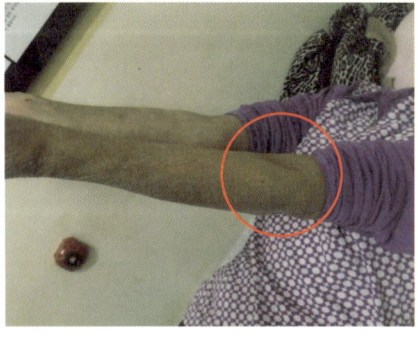

**22일 뒤**
왼쪽 팔꿈치가 펴졌습니다.

※ 짧은 기간이었지만, 반응이 좋습니다.

## 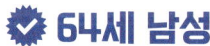 64세 남성
## 건선(피부 질환)으로 진단받은 대장암 환자

건선이 매우 심한 분이 오셨습니다.

- 온몸이 가려워서, 잠을 못 주무십니다.
  거의 매일 부인께서 잠자기 전에 몸 전체를 쓸어주고 나서 겨우 잠을 청할 정도로 심한 가려움을 호소합니다. 피부 상태가 매우 심합니다.

한의원 치료를 불과 2개월을 하셨는데
- 피부가 맑아지면서
  가려움을 참을 수 있을 만큼 좋아졌습니다.

2개월이 지나고 나서, 한의원에 오시지 않습니다.
대장암 수술 병력 때문에, 대학병원에서 한의원에 다니지 말라는 말을 들었다고 합니다.

# ✅ 57세 남성
## 전립선암 환자 이야기

환자분이 대학병원에서 의무기록사본을 가지고 오셨습니다.

전립선암을 수술하려고 했다가, (수술실에서) 환부를 열어보니, 이미 주변 림프조직에 암이 많이 전이된 것을 발견하고, 수술을 포기했다는 내용입니다.

- 한의원에 오실 무렵 이분의 혈청 PSA 수치는 20.56이었습니다.[37] (참고치 : PSA 4.0)[38]

한의원엔 암을 치료하고자 오신 것은 아닙니다.

- 잠을 못 주무시고
- 위(上)로 열이 올라, 얼굴이 벌게져 오셨습니다.[39]
- 소변이 너무 자주 마렵고
- 발이 너무 시립니다.

한의원엔 6개월을 다니셨습니다.
- PSA 수치가 0.5로 내려갔습니다.[40] 완전 정상치입니다.[41] (참고치 : PSA 4.0)

---

37) 대학병원 의무기록 사본의 내용입니다.
38) ☞ 혈청 PSA(prostate-specific antigen)는 전립선암 진단의 가장 중요한 종양표지자로서, 일반적으로 PSA가 4.0 이상이면 조직 검사를 하게 됩니다.
39) ☞ 전립선 쪽이 안 좋으면, 얼굴이 벌게지는 분들이 많습니다. 음陰이 허해서 나타나는 발열 현상입니다. 여성들의 자궁 쪽 혈부족血不足으로 나타나는 갱년기 증상과 유사한 증상입니다.
40) 대학병원 의무기록 사본의 내용입니다.
41) ☞ 물론, 암이 아직 다 나은 것은 아닙니다. 그러나, 한의학 치료가 전립선암 치료에 좋은 영향을 주고 있음을 알 수 있습니다.

- 불면증도 없어지고
- 얼굴에 붉은 기운도 내려갔습니다.
- 소변이 편해졌습니다.
- 발이 따뜻해졌습니다.

### <암환자 및 기타 중증 환자 분들과 대학병원>

 암 환자 및 기타 중증 질환의 환자분들은 한의원 치료로 좋은 효과를 보고 있는 경우에도, 대학병원 등 대형병원에서 '한의원에 다니지 말라'는 말을 듣게 되면, 더 이상 한의원에 내원하지 않습니다. 이런 경우가 매우 많습니다.

이런 환자분들께 한의학적 치료의 장점을 설명하려는 것도 오해를 만들기 때문에, 한의원에서는 더 이상 속수무책이 됩니다.
환자분들께 좋은 효과가 나고 있는 것을 눈앞에서 보고 있다가, 치료가 중간에 끊기는 것이라, 한의사로서 안타깝습니다.

중증 질환의 환자분들에게 '한의학적 치료의 혜택'이 꾸준히 이어질 수 있는 시스템이 필요해 보입니다. 아마도, 국가 차원의 정책이 마련되어야 해결될 수 있는 문제가 아닐까 생각합니다.

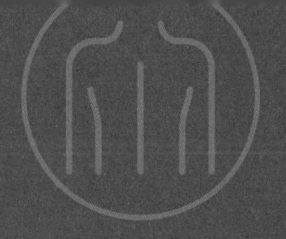
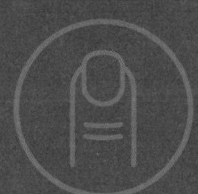
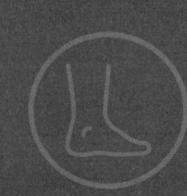

# 3

# 명현현상 瞑眩現象에 대하여

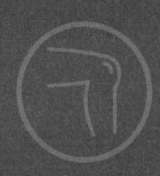
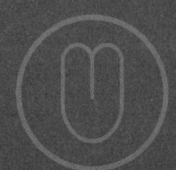

# ① 명현현상에 대하여

명현현상에 대한 자료들이 많지 않습니다.
겨우 찾은 것이 일본의 야카즈 도메이(矢數道明) 선생이 얘기한 것이 있고, 한의사 류주열 선생이 쓴 얘기가 있습니다.

- 먼저 야카즈 도메이 선생이 한방치료백화에서 밝힌 명현현상에 대한 얘기를 요약해봤습니다.

> 명현瞑眩이란, 한의학에서 환자가 치유되어가는 과정에서 나타나는 생태 반응입니다. 명현현상瞑眩現象은 통증, 가려움, 발진, 구토, 설사 등의 여러 가지 형태로 나타납니다. 대체로는 병독病毒의 배설 기전과 관련이 많습니다. 물론, 부작용과는 본질적으로 다른 것이니, 주의할 필요가 있습니다.

- 한의사 류주열 선생은 동의사상의학강좌에서 야카즈 도메이 선생을 반박합니다.

> 명현반응이라고 소개된 여러 사례들이 대부분 약물의 부작용을 오해한 것입니다. 제대로 된 정상적 생태반응은 따로 있습니다.
> 그 정상적 생태반응 중에는 거품 대변으로 대장에 습열濕熱이 빠지는 현상, 콧물이 줄줄 새다가 다시 좋아지는 현상, 악혈惡血을 하혈한 후에 자궁병이 완화되는 경우, 다량의 객담喀痰을 배출한 후 기침이 완화되는 경우 등이 있습니다.
> (요약 인용한 것임.)

제가 볼 때는 류주열 선생의 정상적 생태 반응이라는 것도 야카즈 도메이 선생이 얘기하는 병독의 배설기전과 유사한 면이 많습니다.

그럼에도 불구하고, 위처럼 반박형식의 글을 쓰신 이유는 아마도, 말도 안 되는 부작용을 명현반응이라고 우기는 무면허 돌팔이들의 병폐를 우려하신 때문이 아닐까 합니다.

제가 경험한 명현현상(류주열 선생이 비판하신, 부작용으로서의 명현현상이 아닌, '긍정 작용'으로서의 명현현상)이라고 생각되는 사례들을 소개합니다.

#  임상臨床에서 본 명현현상

## 1. 독소毒素 배출 기전으로 보이는 경우

### 1 가려움, 발진 등으로 나타난 경우

📁 '45세 남성 족궐음간경(足厥陰肝經)·족태음비경(足太陰脾經)과 전립선 질환'
에서 소개된 사례

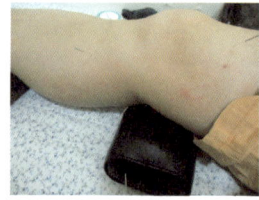

처음      25일 뒤      37일 뒤

전립선염 발작이 시작되었을 당시입니다. 허벅지 안쪽으로 피부염이 올라와 있습니다.

피부염이 더 올라왔습니다. 전립선염 통증은 오히려 사그라들었습니다.

허벅지 안쪽의 피부염도 다시 깨끗해졌습니다.

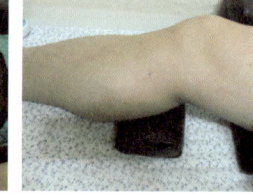

📁 '61세 남성 엄지발가락에 나타난 변화와 만성 골반 통증 증후군(CPPS)'에
서 소개된 사례

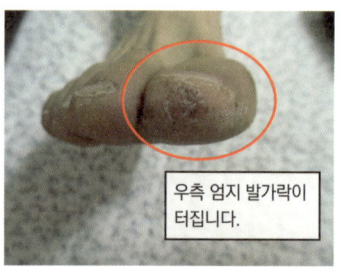

치료 시작 후 '100일' 정도 되었을 무렵
나타난 현상입니다. 엄지발가락 피부가 터져나갑니다.

우측 엄지 발가락이 터집니다.

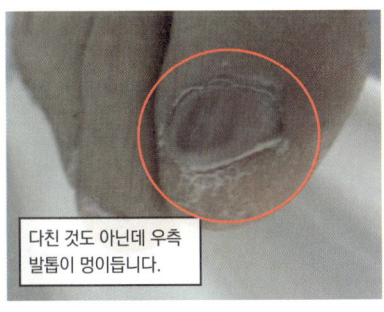

다친 것도 아닌데 우측 발톱이 멍이듭니다.

첫 사진 후 1개월 보름 뒤
(그러니까 치료시작 4개월 보름~5개월 무렵)

골반쪽의 처음 통증이 100이었다면, 10~20정도 남아있다고 할 무렵의 모습입니다. 통증이 많이 줄어들면서, 엄지발톱에 어혈이 집니다.

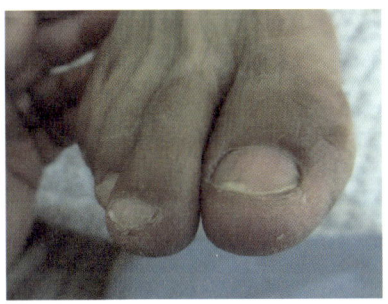

첫 사진 후 7개월 20일 뒤

멍이 꽤 오랜 시간 동안 남아 있다가 사라집니다.

### '18세 남학생 엄지발가락의 족궐음간경足厥陰肝經과 요통'에서 소개된 사례

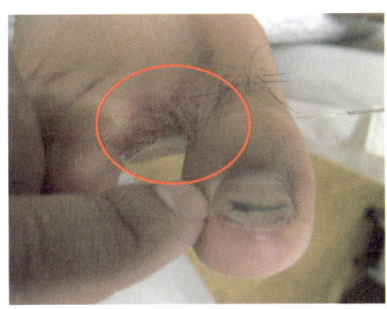

처음

한의원 치료 1달쯤 허리가 편해지고, 여드름이 줄어들 무렵 나타난 증상입니다. 발가락 1,2지 사이로 습진이 올라옵니다. 이때쯤에는 운동을 한참해도, 허리 통증이 없고, 몸이 가볍습니다.

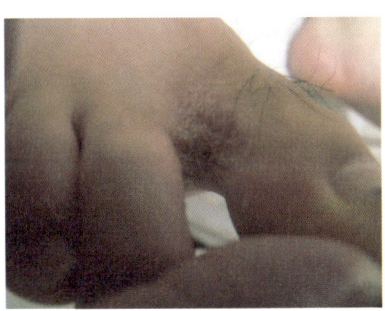

첫 사진 후 20일 뒤

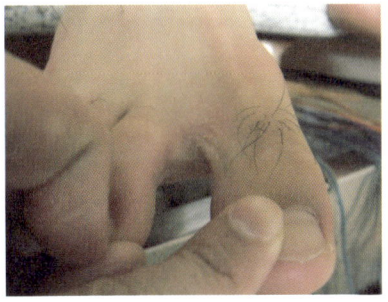

첫 사진 후 3개월 뒤

결국 엄지발가락 쪽에 나타났던 습진도, 다시 깨끗해집니다.

📁 '81세 남성 중풍후유증'에서 소개된 사례

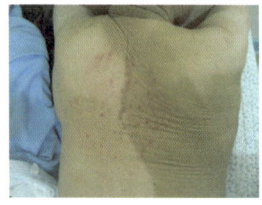
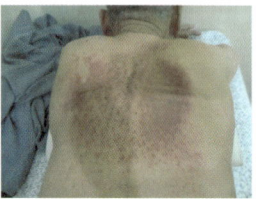
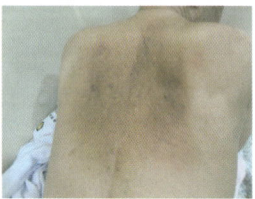

내원 100일 뒤   내원 114일 뒤   내원 215일 뒤

피부염이 올라오면서 가렵습니다.                    깨끗해졌습니다.


📁 '73세 여성 갑자기 생긴 종아리 다모증(多毛症)'에서 소개된 사례

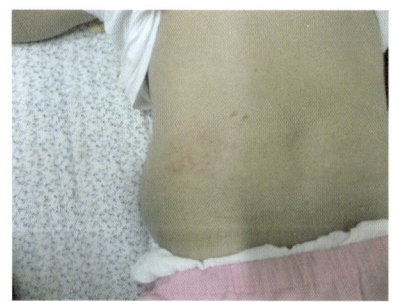
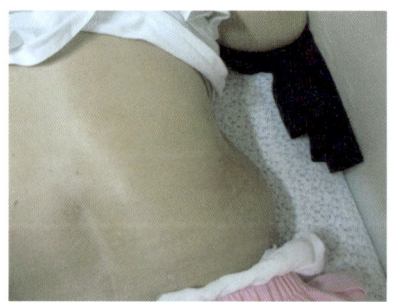

처음

허리가 편해지기 시작하면서, 피부염이 올라옵니다. 많이 가렵습니다.

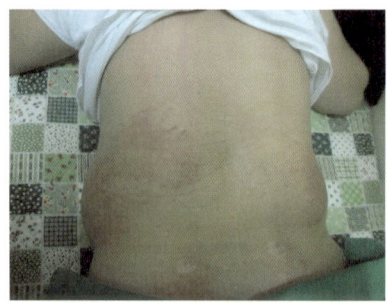
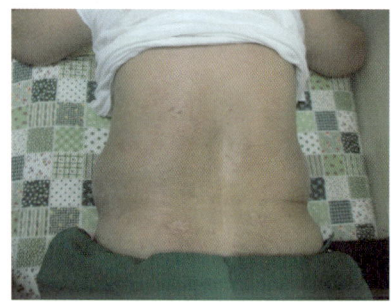

11일 뒤                    39일 뒤

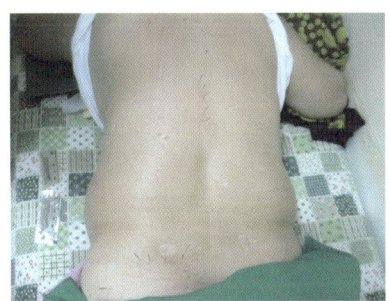

97일 뒤
다시 깨끗해졌습니다.

## 📁 '57세 여성 중증 당뇨 환자의 한포진'에서 소개된 사례

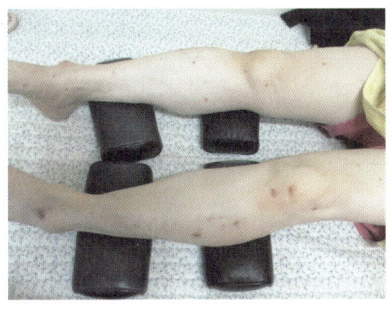

처음

처음 오셨던 날입니다. 손발에는 한포진이 심했고, 다리에 피부염이 살짝 올라와 있었습니다.

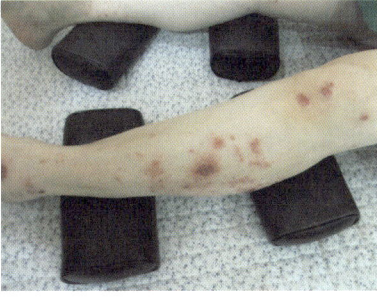

20일 뒤

피부염이 점점 더 올라오면서, 가렵습니다.

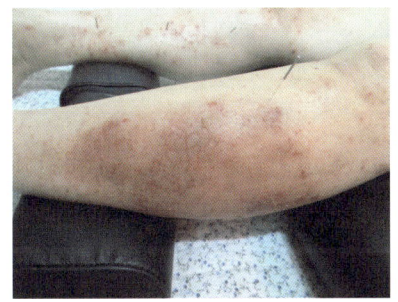

3개월 뒤

진물이 날 정도로 심하게 올라옵니다.

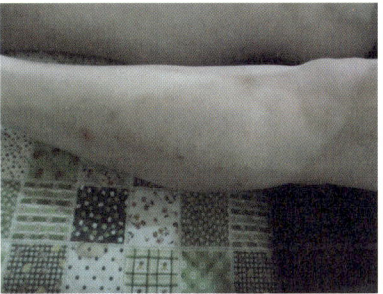

1년 3개월 뒤

깨끗해졌습니다.

## 📁 4세 여아 소아 변비 환자의 명현

- 변비로 일주일 동안 똥을 누지 못합니다.
- 그래서 짜증이 많습니다. 엄마가 괴롭습니다.

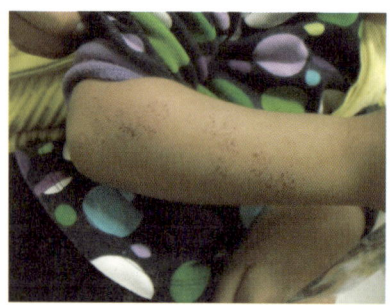

내원 20일 뒤 오른팔

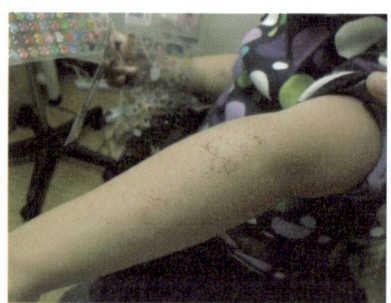

내원 20일 뒤 왼팔

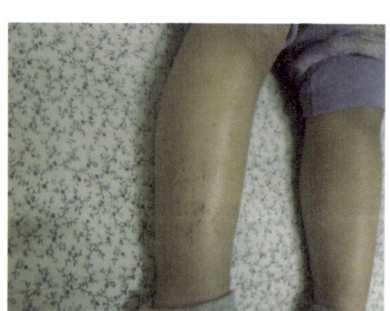

내원 20일 뒤

- 대변이 조금씩 좋아지기 시작합니다.
- 그런데, 팔다리에 피부염증이 올라옵니다. 무척 가려워합니다.
- 콧물도 많이 납니다.

엄마는 한약 부작용이 아닌가 걱정하십니다.

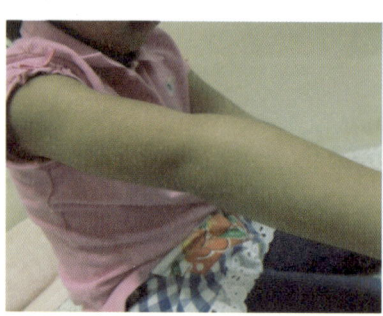

내원 70일 뒤 오른팔

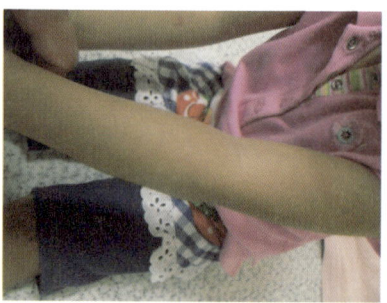

내원 70일 뒤 왼팔

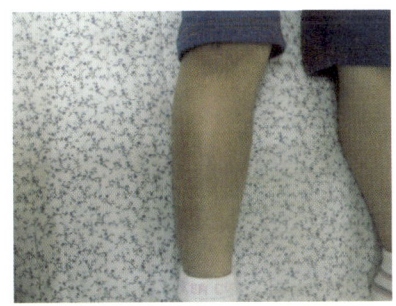

**내원 70일 뒤**
- 다시 깨끗해졌습니다.
- 대변은 2일에 한 번씩 편하게 보게 되었습니다.
- 콧물도 안납니다.

(내원 70일 뒤)

엄마 말씀에 의하면,

아이가 예전과 달리 짜증을 안내고, 착해졌다고 합니다.

## 📁 75세 여성 협착증 치료 도중 나타난 현상

(처음)

- 좌측 엉치(엉덩이 쪽)에서 발까지 아리고 아픕니다.
  누워있어도 아픕니다. 그래서, 자다가 아파서 깹니다.
  서있어도 아픕니다. 몇 발자국 걷기가 힘듭니다.
  낮에도 아프지만, 저녁에는 더 아픕니다.
- 변비가 심한 편입니다. 4,5일에 1회 정도 겨우 대변을 봅니다.

(치료를 받으시면서)

아픈 부위가 조금씩 달라집니다.[42]

- 좌측 서혜부[43]와 무릎 안쪽이 아픕니다.
- 낮에는 견딜만 해집니다.

---

42) '아픈 부위가 조금씩 달라지는…' 이런 반응도 명현현상중에 하나입니다. '2. 임상臨床에서 본 명현현상/4) 기타/(2) 숨겨져 있던 증상이 나오기도 합니다.' 항목에서 설명합니다.
43) 서혜부 : 생식기 좌우 팬티라인을 말합니다.

(또 며칠 지나면서)

- 요새는 절골혈(絶骨穴)[44] 쪽이 주로 아픕니다.

(약 2개월 뒤)

- 통증의 강도가 많이 줄었습니다.

(내원 5개월 무렵)

아프던 다리에서 피부염이 올라옵니다.

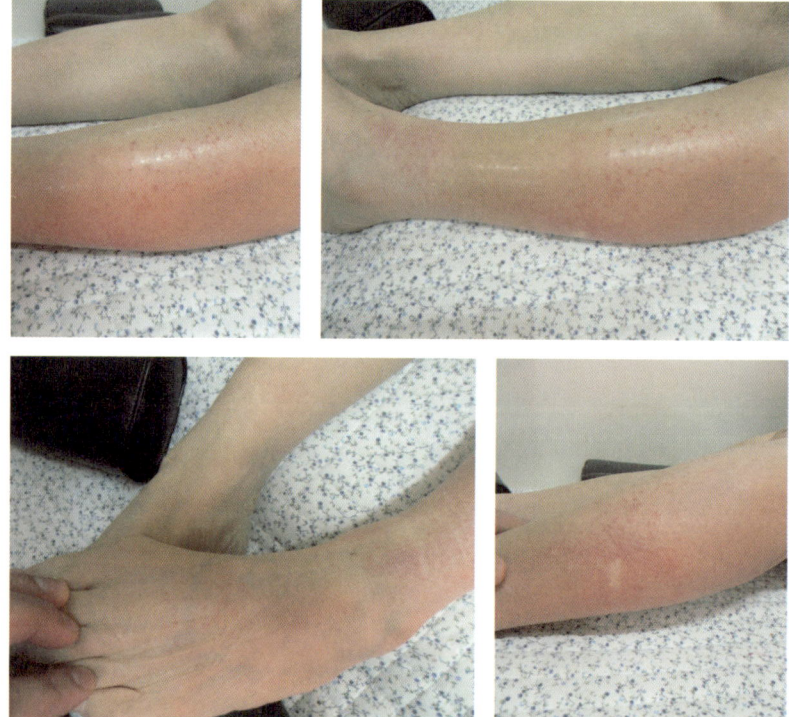

**내원 5개월 무렵**
아프던 다리에서 피부염이 올라옵니다.

---

44) 발목 바깥쪽에 해당하는 부위 (바깥쪽 복숭아뼈위쪽으로 9센티쯤위치)

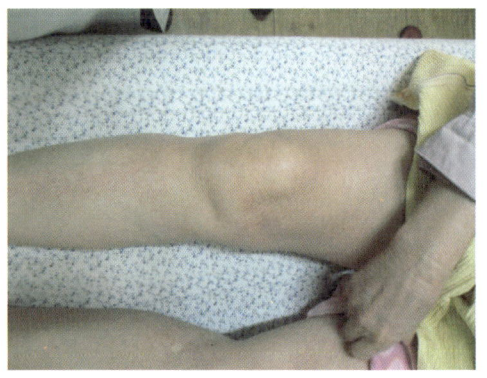

**내원 6개월 무렵**
아프던 왼쪽다리뿐 아니라 '오른쪽에도' 피부염이 가볍게 나타납니다.

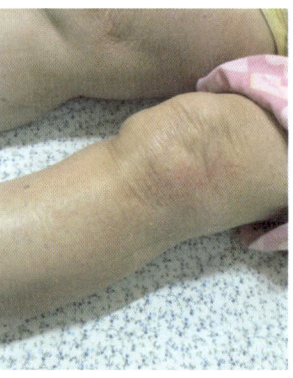

**내원 6개월 무렵**
피부염의 위치가 조금씩 달라지면서, 옅어집니다.

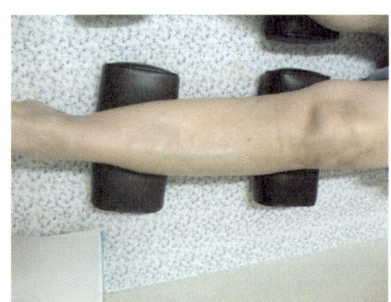
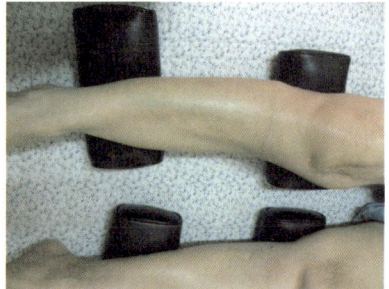

**내원 6개월 10일 무렵 (피부염 올라온지 40일 무렵)**
피부가 다시 깨끗해졌습니다.

(약 6개월 10일 뒤)

- 피부가 다시 좋아졌습니다.
- 다리도 더 편해졌습니다.
  통증이 없습니다.
  누워도 걸어도 편합니다.
- 대변이 1,2일 1회로 많이 편해졌습니다.

 족소양담경足少陽膽經에 병사病邪가 많았던 것입니다.

연로하셔서, 정기적으로 관리하실 필요가 있겠습니다.

 **4세 남아 (3돌 무렵) 방광염**

제 아들입니다.
과자를 이것저것 왕창 먹고 자더니, 다음날 고추가 아프다고 합니다.

> 소아들은 유독, 음식에 대한 반응이 예민합니다. 과자류를 소량씩 먹을 때는 별 탈이 없는데, 한번 이렇게 욕심을 부리고 나면, 한두 차례씩 탈이 납니다.

(처음)
고추 끝부분이 붓고, 진물이 납니다.
피도 조금 보입니다.
(※ 사진을 찍었습니다만, 아들과 아이 엄마의 반대로 사진을 뺐습니다.)

(2일 뒤)
진물이 없어지고, 피도 안 납니다. (※사진 생략)
.
.
.
방광염은 재발이 잘 되기 때문에, 혹시나 해서 자꾸 살펴봅니다.

(7일 뒤)
외견상으로 거의 이상이 없습니다. (※ 사진 생략)

(13일~14일 뒤)

## 고추 쪽에는 불편한 증상이 없고, 다른 쪽에 염증반응이 나타납니다.

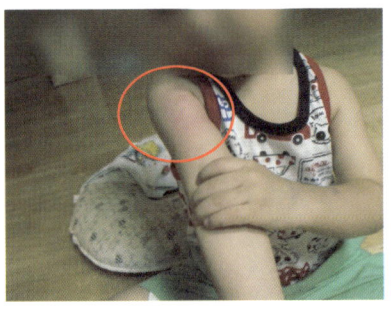

**13일 뒤**
고추 쪽 증상은 다 나았습니다.
위팔에 염증반응이 보입니다.

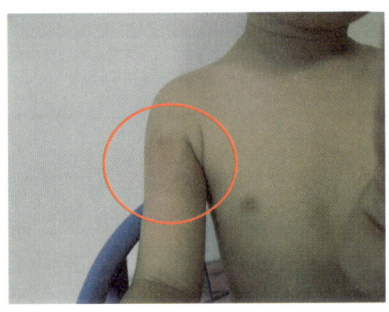

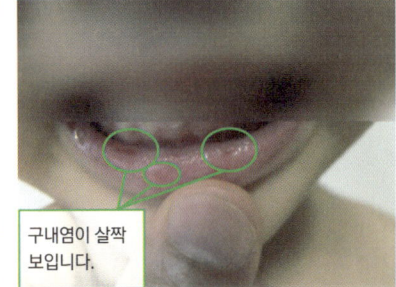

구내염이 살짝 보입니다.

**14일 뒤**
팔 쪽에 염증이 아직 남아있습니다.

**14일 뒤**
구내염이 살짝 생겼습니다.

 한의학에서, 구내염 구순염 등 입 주변 질환은 방광 계통의 질환과 관련성이 많습니다.

(14일 뒤)

## 고추가 완전히 정상 모습입니다. (※ 사진생략)

※ (13일~14일 뒤)에서 보인 염증반응들이 모두 없어질 때까지 치료를 했습니다만, 이후로 사진을 못 찍었습니다.

 염증이 안에 계속 남아 괴롭히지 않고, 바깥으로 풀리면서 낫는 과정이었습니다.

## 2 발가락 습진 형태로 보이는 명현 (곰팡이가 피어나는 경우도 있습니다.!!)

### 📁 50세 여성 곰팡이

(처음)

- 목뒤가 늘 뻣뻣하고 아픕니다.
- 목 주변에 식은땀이 많이 납니다.
- 손발이 많이 저립니다.
- 처녀 때 생리통이 무척 심했습니다.
- 무릎 수술, 유방 쪽 혹 제거 수술 경력이 있습니다.
- 갱년기 증상으로 열이 한 번씩 납니다.
- 뼈마디 곳곳이 아프지 않은 곳이 없습니다.
- 소변이 불쾌합니다.


(치료 3개월 무렵)

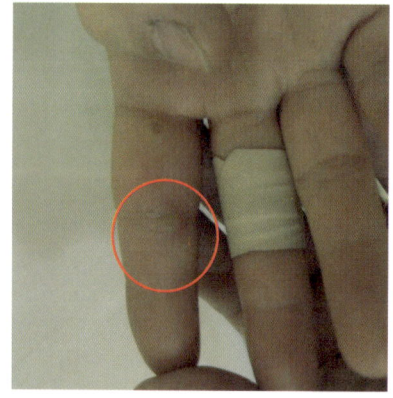
(오른손)

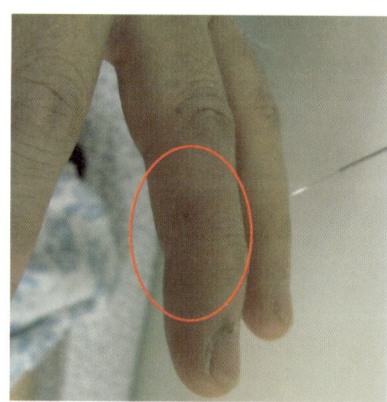
(왼손)

**치료 3개월 무렵**
손가락 곳곳에 고름 터지듯 나왔다가 나중에 사라집니다.

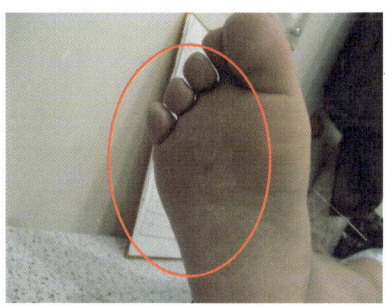
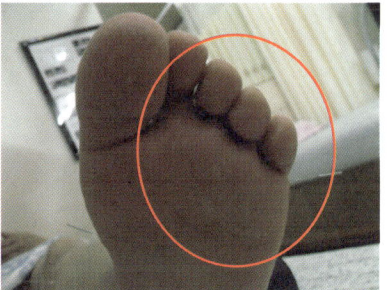

**치료 3개월 무렵**
발바닥에도 습진처럼 올라왔다가 나중에는 사라집니다.

눈에 띄는 것은 협계혈俠谿穴[45]에 생긴 습진입니다.

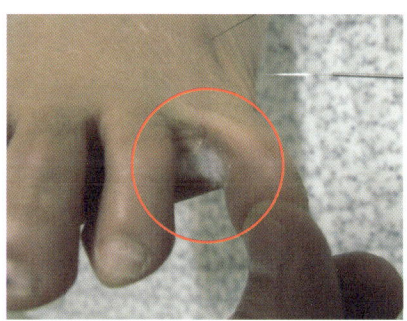

**3개월 무렵**
협계혈俠谿穴에 습진이 올라옵니다.

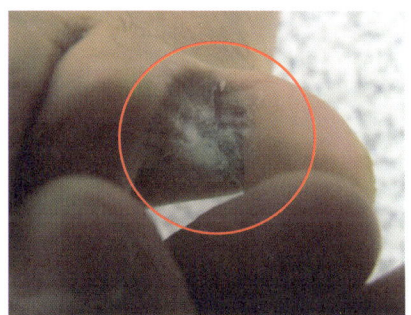

**4개월 보름 뒤**
푸릇푸릇 곰팡이가 피어납니다.

---

45)   4, 5지 발가락 사이의 혈자리

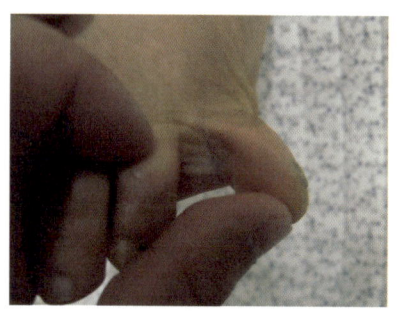 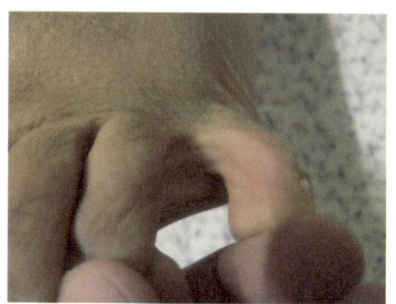

**7개월 무렵**
곰팡이가 안보입니다.

**10개월 보름 뒤**
완전히 깨끗해졌습니다.

(10개월 보름 뒤)

- 목뒤가 많이 가벼워졌습니다.
- 목에 식은땀도 많이 줄었습니다.
- 손발 저림이 없습니다.
- 갱년기 열감도 없습니다.
- 소변이 시원합니다.

컨디션이 점차 좋아지면서,
협계혈俠谿穴 위치에 곰팡이가 피었다가 사라집니다.
족소양담경足少陽膽經이 심하게 냉습冷濕했었던 상황입니다.

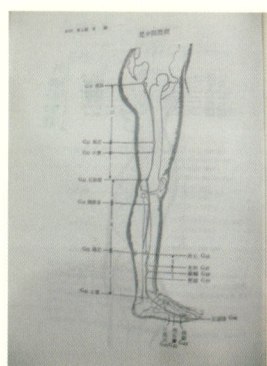

**〈족소양담경 주치主治〉**
흉협胸脇 · 간담肝膽병증 · 열성병熱性病 · 신경계통병증 · 측두부 · 안眼 · 이耳 · 인후咽喉병증과 담경이 경과하는 부위의 병증을 주치한다.

📁 '54세 여성 오랜 고질병 환자의 발톱 무좀'에서 소개된 여자분 곰팡이

앞서 소개된 5년 넘게 발톱의 변화를 보여줬던 분의 사례입니다.

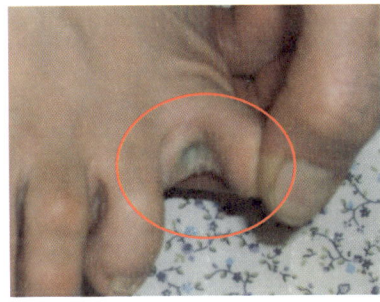

치료 도중
협계혈俠谿穴에서 곰팡이가 피어납니다.

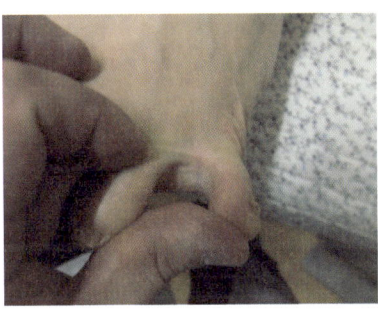

앞 사진 후 3년 뒤
뒤 다시 깨끗해졌습니다.
※ 한참 전에 이미 깨끗해졌습니다만,
사진을 너무 늦게 찍었습니다.

### 3 병변의 위치가 변하면서 사라지는 경우도 있습니다.

📁 '34세 남성 한쪽으로만 나는 땀'에서 소개된 사례

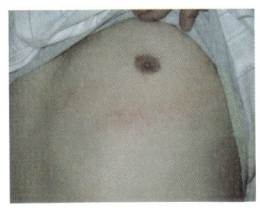

처음
좌측 가슴 아래로 피부염이
가볍게 올라와 있습니다.

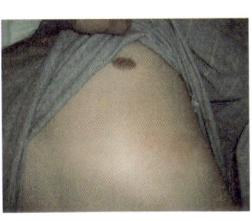

27일 뒤
땀이 줄고, 컨디션이 회복되면
서 피부염 위치가 조금씩
바뀝니다.

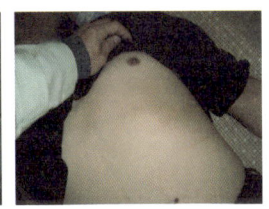

48일 뒤
피부염이 다 없어지고,
흔적만 남은 상태

## 4 병변의 크기가 더 커지면서 사라지는 경우도 있습니다.

📁 '55세 여성 건선'에서 소개된 사례

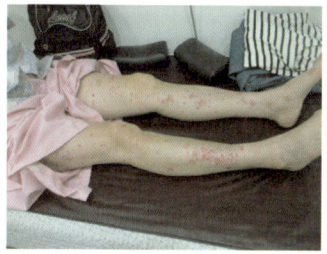

처음
가려움이 심해서 잠을 못잡니다.

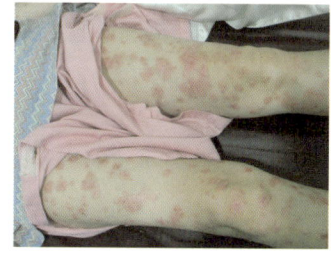

2개월 뒤
1. 가려움이 점차 줄어듭니다.
2. 피부염은 색이 옅어지면서 번지는 모습을 보입니다. 3. 치마를 입는게 소원이라고 하실 정도로 스트레스가 많습니다.

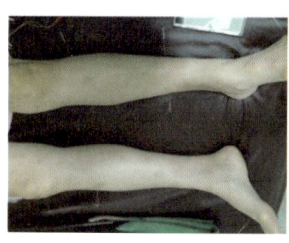

5개월 뒤
한의원에 치마를 입고 오셨습니다.

📁 '58세 남성 화폐상습진'에서 소개된 사례

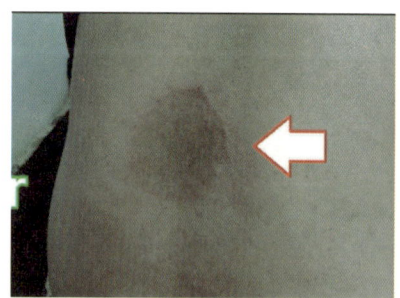

2022 10월경 처음
처음에 오셨을 때 상태입니다.

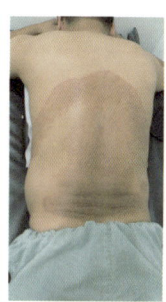

2년뒤
20241007

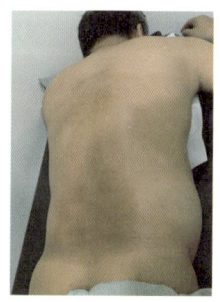

2년 7개월 뒤 2025519
드디어 독소가 많이 빠져나간 모양입니다. 안정화 되고 있고, 많이 좋아졌습니다.

## 5 기타 배출 기전 (위장 장애 및 대소변의 변화 등)

### A. 위장 장애 (구토, 오심惡心[46], 속 쓰림 등)

a. 명현현상으로서, 구토의 경우는 거의 경험해보지 못했습니다.[47]

b. 구토와 비슷한 증상으로 오심惡心이라는 증상이 나타나는 경우는 종종 있습니다. 속이 메스껍고, 토할 것 같은 증상입니다.

· 평상시 위장 장애로 오랫동안 고생하셔서, 위장병을 치료하고자, 이것저 것 해보신 분들에게 나타나는 경향이 있습니다.
여러 가지 치료로 현재 상태에 적응이 된 상태에서, 새로 들어오는 치료 방법이 적군인지 아군인지 헷갈려 하는 반응으로 생각됩니다.

· 수십 년 양약에 찌들어 사시는 노인 분들에게도 자주 나타납니다.

두 경우 모두, 처음엔 속이 불편한 듯하지만, 나중에 어느 정도 기간 치료

---

[46] 멀미하는 것처럼 메스꺼운 증상을 말합니다.
[47] ☞ 2023년 여름에 겪은 에피소드입니다.(일기형식으로 적어놓은 글을 소개합니다.)
1.
2023년 6월1일
5시에 문을 닫는데…
5시30분에 아줌마 한 분 들어오심.

쓰러질 것같다.
소파에 주저앉는다.
얼굴에 핏기하나 없다.

과자 먹고 체한 것같아요~

베드까지 갔으나 눕지를 못한다.

가 진행되면, 다시 편안해집니다.

c. 속 쓰림이 나타나는 경우도 있습니다.
오심의 경우와 경과가 비슷하지만, 속 쓰림 증상의 환자분들이 좀 더 오래 고생하는 것 같습니다.

---

2.
맥침미세脈沈微細 맥이 짚기가 힘들 정도다.
혀가 파랗다.
백태
얼굴이 때가낀 듯 지저분하다. (면구증面垢症)

숨쉬기도 힘들어한다.
무기력 무기력~
팔다리에 힘이 없어 널부러져있다.

곽향정기산을 데웠다.
토할지 모르니 절반을 먹였다.
계속 앉아있다가
5분 뒤 또 나머지 절반을 먹였다.

메스꺼움이 가라앉았는지
눕는다.

...

더운날에 무릎까지내려가는 원피스 잠바를 입어서 침을 놓는데 옷이 귀찮게한다.

침을 놓고
전침을 걸고
전자왕뜸을 올려놓는다.

3.
코로나입국으로 뜨길래 물어보았다.

이태리를 다녀왔다. 친구들 7명
일주일 여행. 25일에 입국.

파스타 많이 드셨겠네요.

네. 엄청 먹었어요. 피자도 많이 먹고.

4.
침맞고 누워있는데,
갑자기 손짓을 한다.
토할 것같다고.

바께스가 옆에 없으니,
급하게, 침을 버리는 밧드를 가져다 대었다.

우웩 ~ 엄청 토한다.
거의 맹물이지만, 우쒸~

바닥에도 흘린다.

5.
토물을 가져다 버리고는
다시와서 침을 한번 더 놓는다.

6.
환자의 눈동자에 힘이 느껴진다.
고개만 흔들려도 어지럽더니
지금 괜찮네요~
힘도좀 나는 것같고~

7.
내일도 오세요.
한약도 좀 드셔야되겠어요.

8.
곽란관격癨亂關格에 자연능토自然能吐는 쾌면위快免危라 ~

## B. 대소변의 변화

a. 병사病邪가 밖으로 쫓겨나면서 발생하는 설사가 있습니다. 설사 후에 몸이 상쾌하고, 머리도 맑아집니다.

시커먼 대변을 보거나, 녹색 대변을 보기도 합니다. 물론, 나중엔 점차 노란색 대변으로 바뀌어갑니다.

b. 습사濕邪가 많은 경우, 대변에 거품이 한참 나오는 경우도 있습니다. 소변으로 거품이 나오기도 합니다.[48]

역시, 습사濕邪가 한참 빠지고 나면, 거품이 사라지고, 몸의 컨디션이 올라갑니다.

c. 대변 볼 때, 배가 사르르 아프기도 합니다. 평상시에는 대변볼 때 느끼지 못하던 복통을 살짝 느끼다가 나중에 사라집니다.

## C. 땀과 콧물

비슷한 배출기전으로, 땀[49]이나, 콧물[50] 등이 한동안 계속 나오는 경우가 있습니다.

---

48) ☞ 소변에 거품의 경우 '2.기타 질환별 치료 사례/(아토피)/❷ 25세 남성 성인이 되어 나타난 아토피'사례에서 볼 수 있었습니다.

49) ☞ 필자 본인이 과거에 병치레를 오랫동안 했습니다. 낫는 과정에서 가슴팍에 솟구칠 정도의 땀이 흘렀던 때가 있었습니다. 거의 1년이 넘도록 따뜻한 식사만 하면 그렇게 땀이 흘렀습니다. 그런 과정이 있은 후 명치에 들러붙어있던 얼음덩어리가 다 녹아버렸습니다. 지금은 그렇게 나던 땀은 그쳤습니다. 다음에 기회가 된다면 제가 고생했던 기억들을 소재로 책을 하나 내고자 합니다.

50) ☞ 콧물에 대한 사례는 '❷ 4세 여아 소아 변비 환자의 명현'에서 볼 수 있었습니다.

## D. 냉대하冷帶下 및 생리의 변화

a. 여성의 경우에는 냉대하冷帶下가 엄청 쏟아지고 나서 생리통, 골반통, 두통 등이 가벼워지는 경우가 있습니다.
b. 마찬가지로, 생리주기와 생리혈의 상태에 변화가 있다가 다시 정상적으로 돌아가는 경우가 있습니다.

## 2. 통증으로 나타나는 경우

📁 '51세 여성 류머티즘 환자의 내향성 발톱'에서 소개된 사례

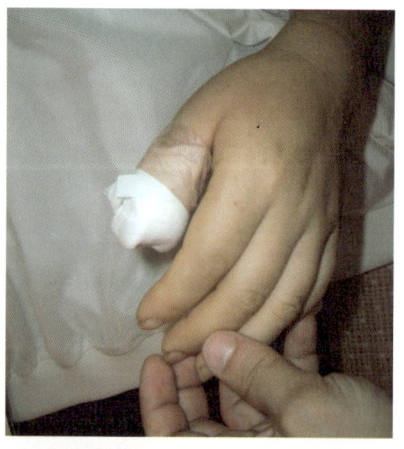

**내원 4개월 무렵**
내원하신지 100일이 조금 넘어가던 무렵입니다. 엄지손가락이 무척 아파옵니다.
응급실에 가서 진통제까지 맞으셨는데도, 통증이 전혀 진정되지 않습니다.

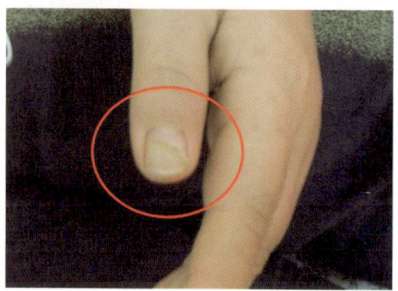

**내원 7개월 뒤**
새 손톱이 나오면서 손톱이 벗겨지고 있습니다.

📁 '44세 여성 엄지발가락 관절(무지 외반증)과 생리통'에서 소개된 사례

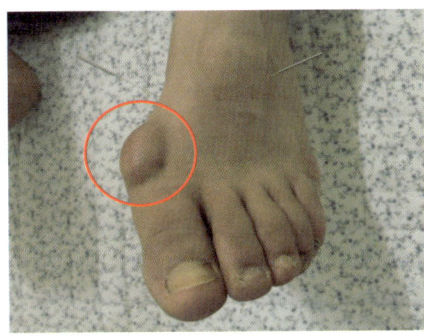

**7개월 무렵**
사진과 같은 변화가 나타나면서, 엄지발가락 관절이 아파옵니다.
〈이 무렵〉
- 생리통이 없어져서 편합니다.
- 요통이 없어졌습니다.
- 추위를 덜 탑니다.
- 발 시림이 없어집니다.

📁 50세 여성 변비 환자의 대장경大腸經으로 나타난 통증

변비로 고생하시는 갱년기 여성 치료 중에 나타난 현상입니다.

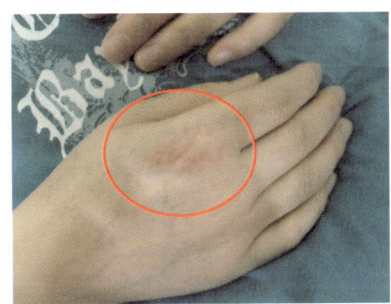 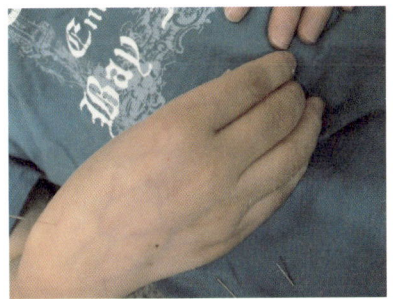

**어느 날**
검지손가락 마디가 아프다고 하시더니, 붉게 염증이 올라옵니다.

**앞 사진 후 10개월 뒤**
염증이 사라졌습니다. 이후로 변비가 줄었습니다.

📁 전신 통증을 호소하는 경우도 있습니다.

오랫동안 기혈氣血이 돌지 못하던 곳에 새로 기운이 돌면서 나타나는 현

상입니다. 오래 녹슬어 있던 기계가 새로 움직이기 시작하면서 삐그덕거리는 것과 유사합니다.

심장 기능이 떨어져 있거나, 류머티즘을 앓고 계신 분들이 대체로 통증을 심하게 느끼는 편입니다.

그러나, 점차 통증이 참을 만 해지고, 스르르 없어집니다.

## 3. 기혈氣血의 이동에 따른 결과

### 1 손발이 마르는 경우가 있습니다.

📁 52세 여성

- 변비가 심하고,
- 갑상선 질환으로 고생하시는 분입니다.

서상원한의원을 다니시면서, 대변이 조금씩 좋아집니다.
어느 날엔가 보니, 손바닥에 주름이 잡혀있습니다.

다시 3개월 뒤에 보니, 주름이 안 보이고 손바닥에 윤기가 채워지는 모습입니다.

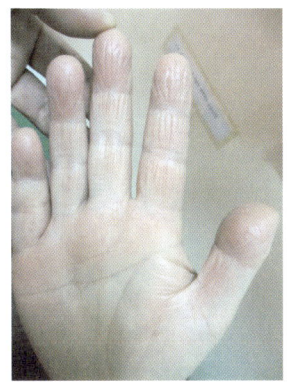 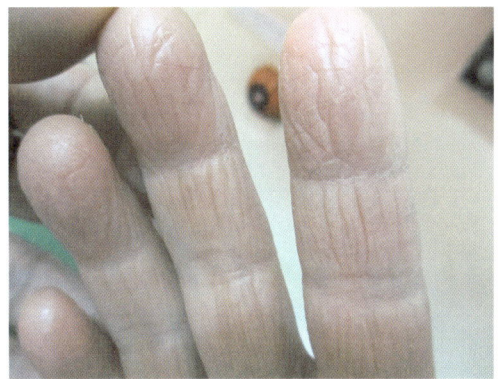

**처음**
대변이 조금씩 좋아지면서, 오른쪽 손바닥에 주름이 잡힙니다.

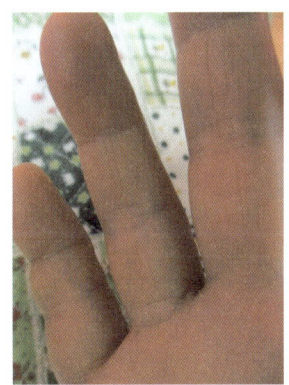 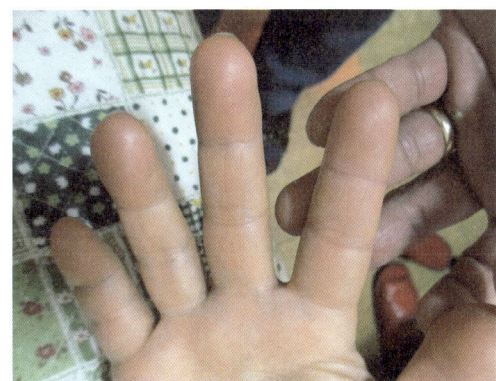

**3개월 뒤**
주름이 안 보이고, 손바닥에 윤기가 다시 채워졌습니다.

## 📁 42세 여성

- 우측 다리가 저립니다.
- 우측 어깨 쪽으로 주로 불편함을 호소합니다.

치료 과정에서 나타난 변화입니다.

정말로, 우측에 문제가 더 컸었는지, 오른쪽 손바닥이 주름이 보일 정도로 쭈글쭈글해졌다가 다시 윤기가 돌아옵니다.

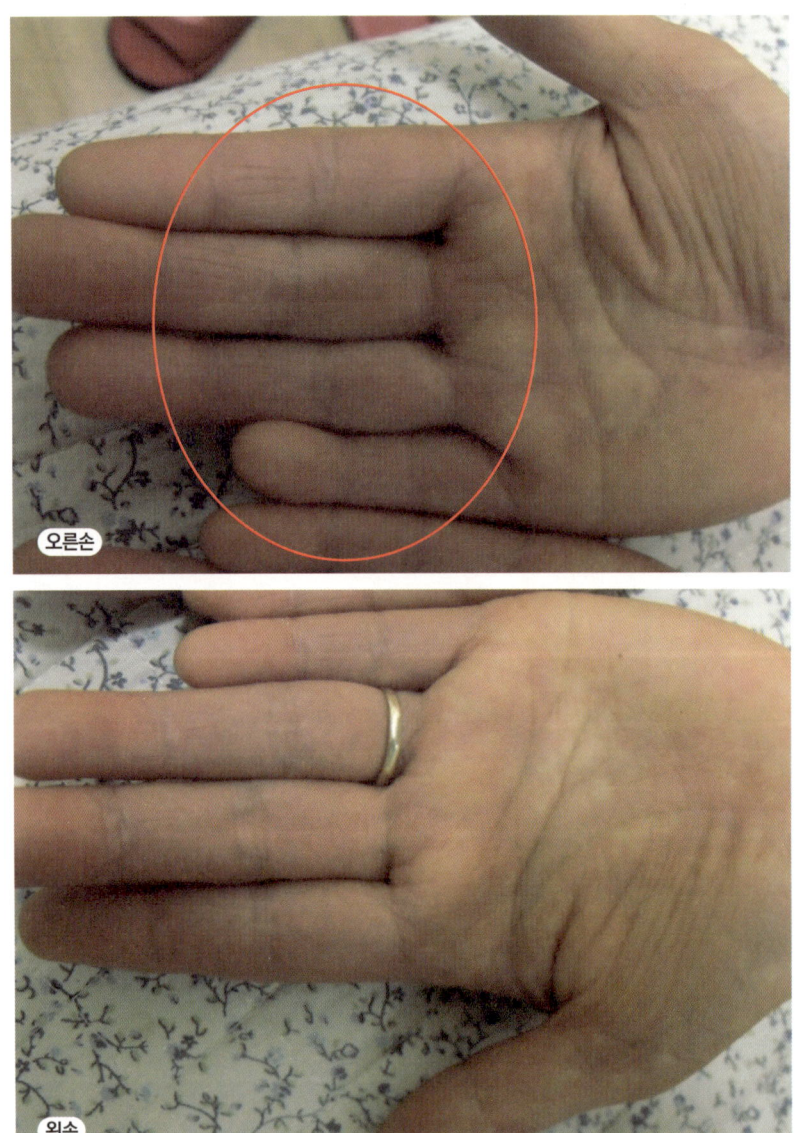

**처음**
우측 손바닥이 쭈글쭈글해졌습니다.

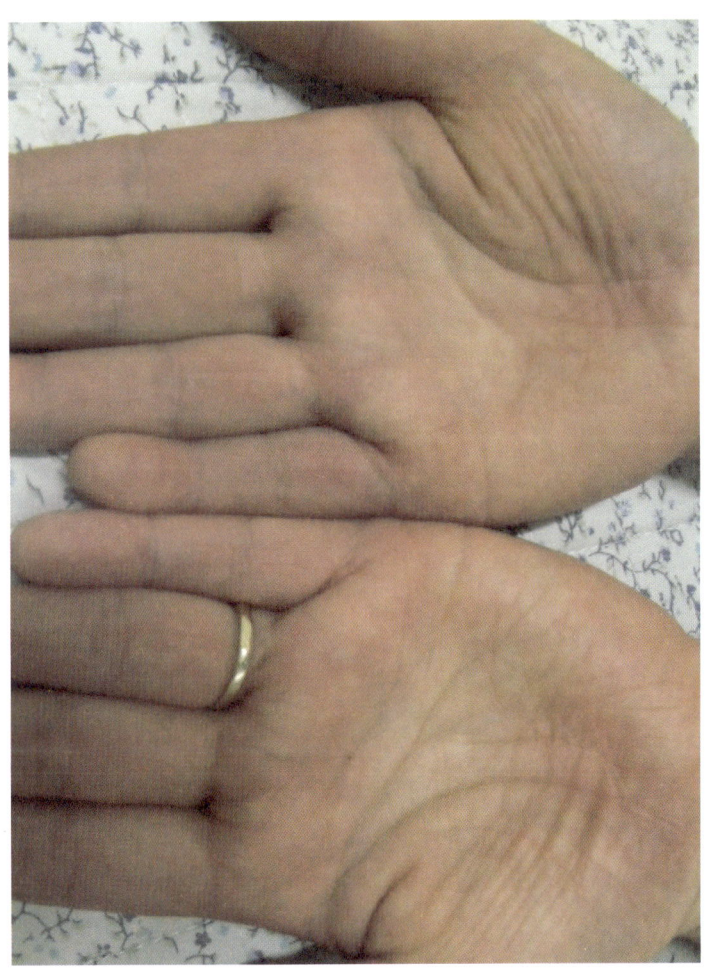

**1년 뒤**
다시 윤기가 돌아왔습니다.

## 📁 41세 남성 삼초경三焦經으로 손가락이 마릅니다.

제 손가락입니다. (제가 40세 무렵의 상황입니다.)

체액 이동에 따른 변화로 손발이 말라갑니다. 주로 약한 쪽 경락으로 두드

러져서 나타납니다. 삼초경三焦經이 약했던 모양입니다.

다시 진액이 채워지는 데에도 시간이 꽤 걸렸네요.

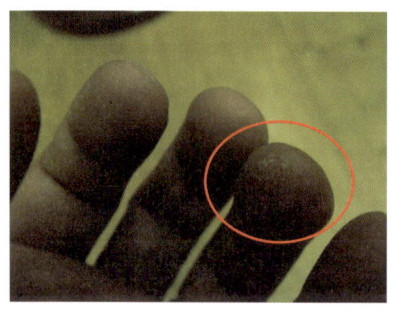
처음
4지 손가락 끝이 벗어지기 시작합니다.

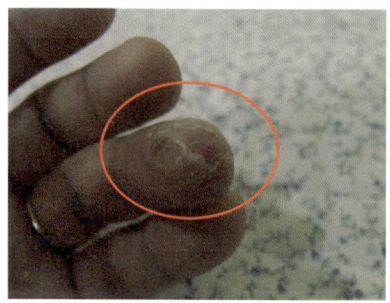
1개월 뒤

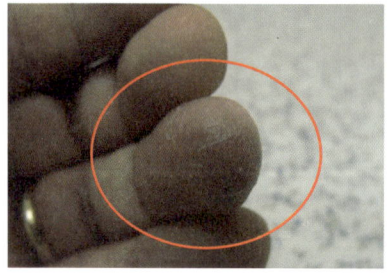
4개월 뒤

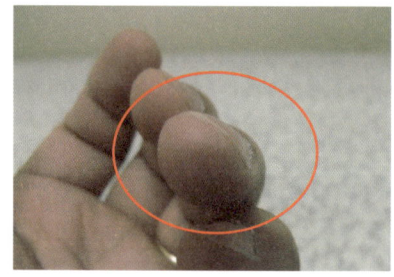
11개월 뒤
다시 윤기가 채워졌습니다.

수소양삼초경手少陽三焦經은 명문의 화(命門之火)와 관련있습니다. 명문의 화가 약하니, 아랫배가 냉해지고, 뱃심이 없습니다. 다리에 힘도 없고, 정력도 부실해집니다.

※ 많이 회복되어 다행입니다.

### 2 머리칼이 빠졌다가 다시 좋아집니다.

체액 이동을 통해, 약한 부분의 진액이 말랐다가 다시 채워져서, 윤기가 생기는 것과 같은 이치입니다.

### 3 탈육脫肉 현상이 보이다가 다시 좋아지는 경우가 있습니다.

**44세 여성 디스크 질환 치료 도중 나타난 탈육증脫肉症**

- 디스크 질환으로 오른쪽 허리와 엉치(엉덩이 쪽), 다리가 아파서 내원하셨습니다.
- 자궁 적출 수술 경력이 있습니다.
- 적은 나이에도 갱년기 증상이 있습니다.

(100일정도 치료받으시면서)
- 허리와 다리가 점차 편해집니다.
- 갱년기 증상도 많이 편해졌습니다.
- 오른쪽 종아리 뒤쪽에 근육이 함몰되는 증상이 나타납니다.

(약 180일 뒤)
- 종아리 쪽 함몰된 부분이 정상적으로 다시 회복되었습니다.

'탈육증脫肉症' 편에서도 잠시 설명 드린 바와 같이, 자궁 적출 수술을 받으신 환자에게서 종종 보이는 현상입니다. 치료를 통해, 모자란 부분으로 기혈이 이동하면서 나타나는 현상입니다. 기혈이 충분히 채워지면 다시 회복됩니다.

## 📁 46세 남성 삼음교혈三陰交穴 부근이 함몰되었다가 회복됩니다.

저의 사례입니다.
좌측 족저근막염51)이 심했을 무렵입니다.

- 좌측 발뒤꿈치가 무척 아픕니다.
  특히, 아침에 처음 바닥에 디딜 때는 절룩거릴 정도로 아픕니다.
  버스에 한참 앉아 있다가 내리려고 일어서려면, 역시 절룩거릴 정도로 아픕니다.

족저근막염이 언제 있었냐 싶게 괜찮아져서, 잊고 지낼 무렵입니다.

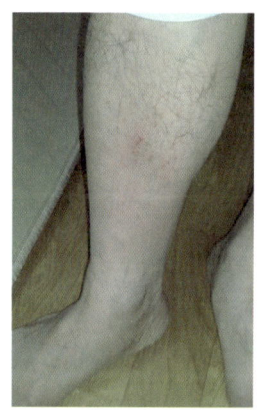 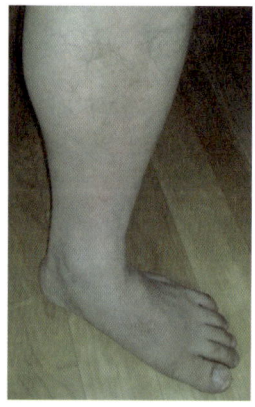 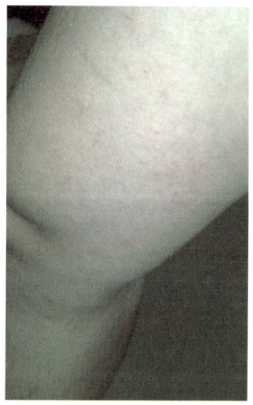

(족저근막염이 많이 나아서, 모르고 지낼 무렵입니다.)
다리 안쪽으로 허벅지까지 피부염이 올라옵니다.

---

51) ☞ 발뒤꿈치가 아픈 족저근막염은 잘 낫지 않고, 관리가 까다로운 만성 근골격계 질환 중에 하나입니다. 서상원한의원에서는 하초下焦부족, 골반순환장애로 진단하고 치료합니다.

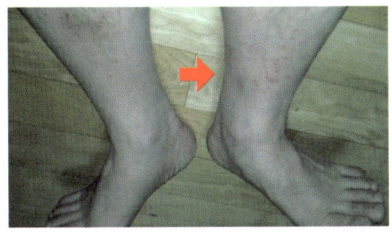
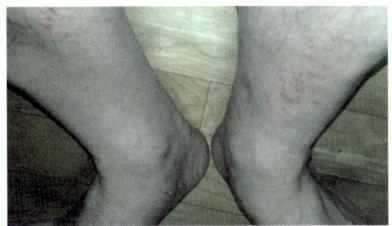

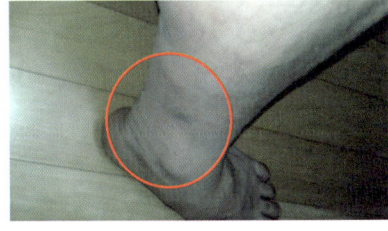

**위 사진의 다음날**
왼쪽 종아리 안쪽에 삼음교혈이 움푹 패어 있습니다.

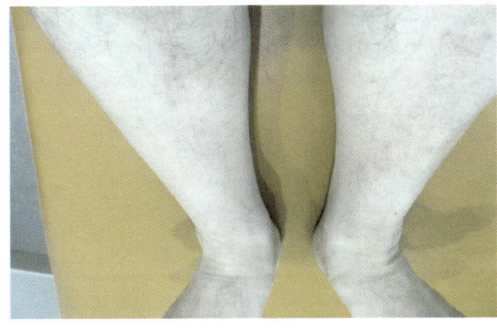
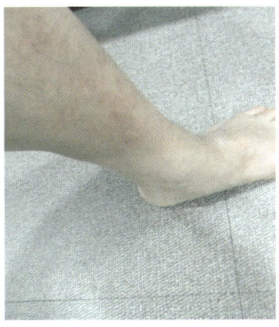

**약 2주 뒤**
1. 삼음교혈이 정상 모습으로 다시 회복되었습니다.
2. 피부염은 흔적이 조금 남아있습니다.

📢 '● 45세 남성 족궐음간경足厥陰肝經 · 족태음비경足太陰脾經과 전립선 질환'의 사례에서 나타난 현상(피부염이 비뇨생식기 쪽 경락으로 나타났다가 회복되는 현상)과 '● 52세 여성 한쪽 종아리 근육이 패어 있어요.'의 사례에서 나타난 현상(갱년기 여성에게 나타난 탈육증脫肉症)이 제 몸에서 동시에 나타난 셈입니다.

저는 평소에 전립선 질환으로 고생을 한 것도 아닙니다만, 관련 경락을 따라 증상이 나왔다가 사라집니다. 제 몸이 많이 부실하긴 했었나 봅니다.

※ 많이 회복되어, 다행입니다.

## 4 마른 기침의 환자가 가래가 생기면서 좋아집니다.

📁 '79세 여성 암 환자의 얼굴색'에서 소개된 사례

(전략)

- 목이 쉬어서 목소리가 잘 안 나옵니다.
- 마른 기침이 멈추지 않습니다.

(중략)

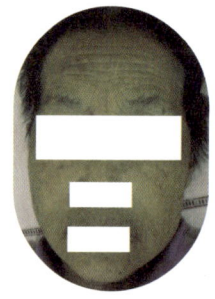 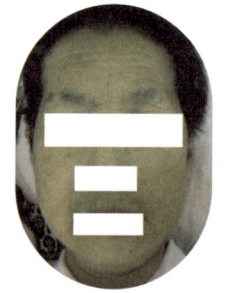 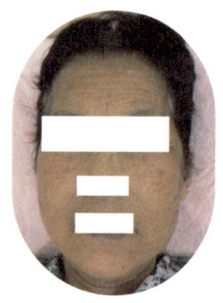

처음
1. 얼굴색이 검고 어둡습니다.
2. 회색빛을 띠면서, 누렇습니다.

40일 뒤
1. 얼굴색이 조금 밝아집니다.
2. 누런색이 빠져나가고 있고, 조금 하얘집니다.

10개월 뒤
얼굴색이 많이 좋아졌습니다.
혈색이 눈에 보일 정도입니다.

(40일 뒤)

한 달여 만에,

(…)

- 목에 가래가 조금씩 생기더니, 기침이 많이 줄었습니다.

(…)

(10개월 뒤)

- 쉬었던 목소리가 돌아왔습니다.

1. 침과 한약 치료를 통해, 바짝 말랐던 폐기관지쪽으로도 기혈이 돌기 시작합니다. 폐기관지쪽으로 윤기가 생기기 시작하면 가래가 생기고, 더 충분히 채워지면 가래를 뱉어낼 수 있게 됩니다. 더 나아가, 쉬었던 목소리까지 회복됩니다.

2. 위와 같이 가래가 생기면서 마른기침이 좋아지는 사례는 일반 감기 환자를 치료하는 경우에도 자주 경험합니다.

## 4. 기타

### 1 뼈가 튀어나왔다가 사라지는 경우도 있습니다.

📁 '44세 여성 엄지발가락 관절(무지외반증)과 생리통'에서 소개된 사례

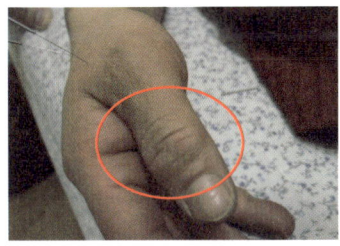

**내원 7개월 무렵**
엄지손가락 관절도 통증이 오면서, 툭 불거져 나옵니다.

〈이 무렵〉
- 생리통이 없어져서 편합니다.
- 요통이 없어졌습니다.
- 추위를 덜 탑니다.
- 발 시림이 없어집니다.

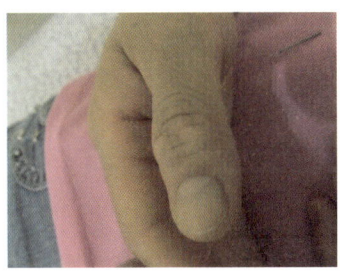

**앞 사진보다 204일 뒤**
엄지손가락의 관절도 다시 부드럽게 모양이 변했습니다.

## 📁 46세 여성 유사 강직성 척추염 환자

환자분의 가족 중에 강직성 척추염을 앓는 분이 계신데
- 본인이 그 증상과 매우 유사하다고 합니다.[52]
- 40대 초반에 조기폐경이 되었습니다.
- 손가락 마디가 다 아픕니다.
- 양쪽 옆구리가 조이고 아픕니다.
- 등어리 전체가 다 아픕니다. 척추뼈가 시큼합니다.
- 디스크 증상 도 있습니다.
- 오른쪽 발은 밟히는 느낌이 계속 있습니다.
- 아침에 일어나면, 발바닥에서부터 온 전신이 다 아픕니다.

- 뼈와 살이 다 아프고, 통증이 왔다가 덜 했다가를 반복합니다.

- 온몸에 화기火氣가 있다고 느껴집니다.
 몸이 화끈거리고, 온몸에 염증이 숨어있는 것처럼 느껴집니다.
- 몸이 너무 무겁고, 자도 자도 졸립니다.

- 1년에 한 두 차례는
 · 어지럽고
 · 머리가 심하게 아프고
 · 가슴이 뛰고
 · 속이 미식거려서 고생합니다.

한의원에서 치료를 한참 받으시면서
- 컨디션이 좋아지고

---

52) 본인은 강직성 척추염 진단을 받은 것은 아닙니다.

- 관절 통증도 덜해져 가는데,
  뭔가 개운치 않은 게 계속 남아서 괴롭힙니다.

어느 날, 발등에 뼈가 튀어 올라옵니다.

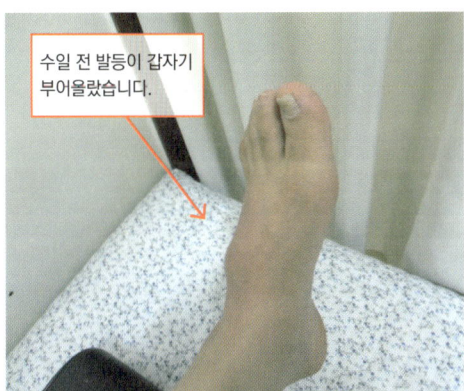

**처음**
발등에 염증이 올라옵니다.
열이 나고 통증을 호소합니다.
뼈가 튀어나온 듯 보입니다.

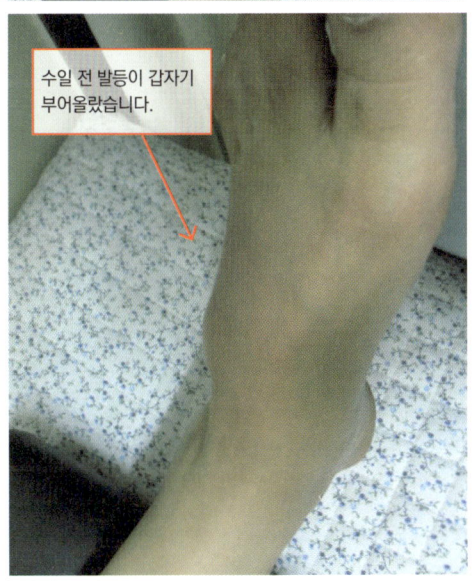

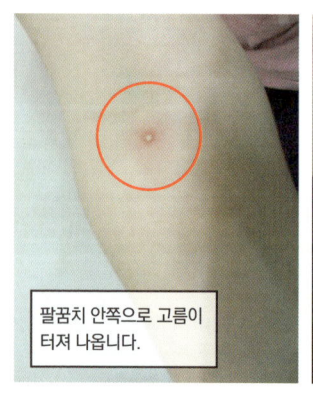
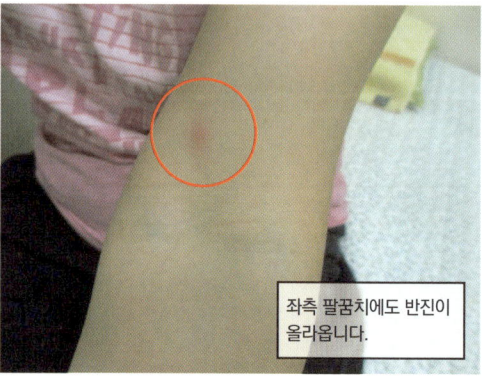

**발등이 튀어올라온지 10일 뒤**
팔에는 고름이 터져나옵니다.

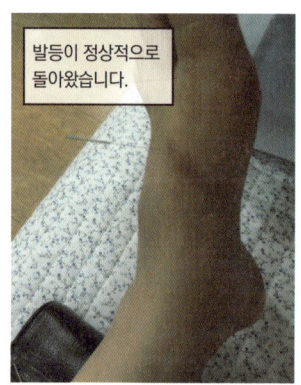
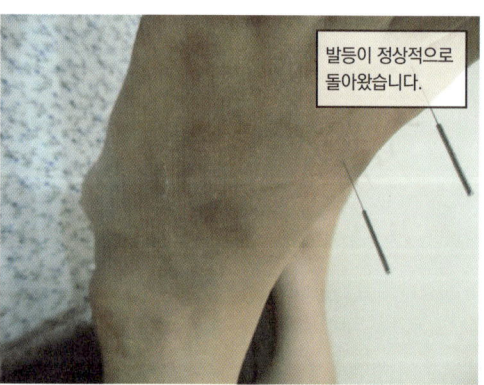

**처음 사진 후 약 1달 뒤**
발등이 정상적으로 돌아왔습니다.

사진과 같은 현상을 겪으신 후
- 평소 호소하시던 증상들이 많이 호전되었습니다.

그렇지만, 한결 살 것 같다고 하시다가도 1년에 한 두 차례씩

- 어지럽고
- 머리가 심하게 아프고
- 가슴이 뛰고
- 속이 메슥거려서 고생합니다.

그래도, 전에 비하면, 약하게 고생하다가 사라집니다.

한의학에서는 1년 중 특정한 시기에 찾아오는 이런 불편한 증상들을 흉복통胸腹痛, 장히스테리腸hystery 등으로 설명합니다.

이런 증상이 찾아오는 계절에 미리 한의원에 방문하셔서 치료를 받으시면, 해가 갈수록 점차 증상이 줄어듭니다.

특정한 시기에 관리한다는 점에서, 마치 산후풍産後風 관리와 유사합니다.

## 📁 55세 남성

- 많이 우울합니다.
- 입이 깔깔합니다.
- 기운이 없고, 맥이 빠집니다.
- 추운 날에도 밥을 먹을 때, 식은땀이 납니다.
- 잘 때, 엉덩이와 하체에 땀이 납니다.
- 골반이 불편합니다.
- 소변이 시원하지 않습니다.
- 왼쪽 발의 감각이 무디고, 저리고, 아리고, 바늘로 찌르는 것 같습니다.
    a. 1년이 넘었습니다.
    b. 왼쪽 발이 먼저 그러더니, 요새는 오른쪽 발도 비슷해집니다.
    c. 왼발은 차갑고, 오른발은 따뜻합니다.

d.발가락이 찌릿합니다. 엄지발가락이 찌릿할 때도 있고, 여기저기 찌릿합니다. 자다가 불편해서, 발로 벽을 찰 정도입니다.

한의원에 다니시면서 컨디션이 조금씩 좋아집니다.

- 우울함이 없습니다.
- 입이 깔깔했던 증상도 사라집니다.
- 기운이 조금씩 납니다.
- '추운 날에도 밥을 먹을 때 나던' 식은땀이 없어졌습니다.
- 엉덩이와 하체에 땀이 없어졌습니다.
- 소변이 시원해졌습니다.

그런데, 발쪽이 잘 낫지 않습니다.
- 왼쪽 발 시린 게 줄어서, 좌우 발의 온도가 비슷합니다.
- 발가락 찌릿한 증상은 오른쪽 발가락은 없을 때가 많아졌습니다.
- 왼쪽 발도 괜찮을 때도 있지만, 잊을 만하면, 다시 찌릿합니다.
  여전히, 밤에 자다가 왼발이 불편해서 벽을 발로 찹니다.

조금씩 조금씩 좋아지는 데, 개운치 않은 게 남아있습니다.
·
·
·

어느 날 손가락 관절에 뼈가 튀어나옵니다.

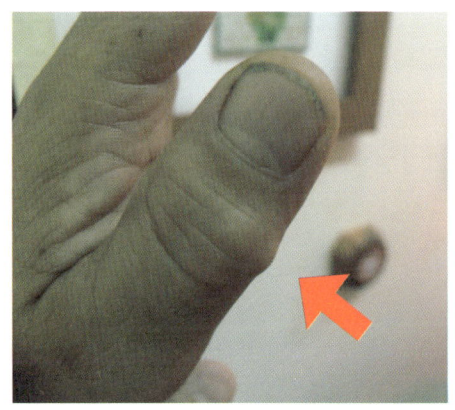
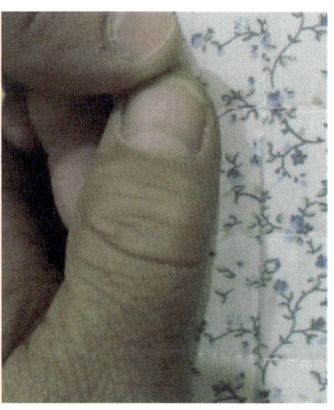

어느 날 손가락 관절에 뼈가 튀어나옵니다.

**앞 사진 후 5개월 뒤**
튀어나왔던 뼈가 다시 들어갔습니다.

### <위 3 사례의 공통점>

위의 사례들은 이른바 골병骨病이 심하고, 병사病邪가 뼛속에 깊이 숨어 있다가 밖으로 드러나는 현상으로 보입니다. 이것도 배출 기전 중에 하나인 셈인데, 좀 특이해 보여서, 목차를 다르게 했습니다.

이렇게 치료 중간에 뼈가 튀어 나왔다가 다시 회복되는 경우는 다른 배출 기전에 비해서는 환자분들이 느끼는 효과가 크지는 않은 것 같습니다.

이를테면, 피부염으로 배출되는 증상이 한참 계속되다가 회복되는 분들은 몸 상태가 3단계쯤 올라선 느낌이 든다면, 뼈가 튀어 나왔다가 들어가시는 분들은 겨우 1단계 정도만 올라선 느낌입니다.

수치로 정확히 표현하기는 어렵습니다만, 환자분이 말씀하시는 뉘앙스를 제 나름으로 해석해보면 그렇습니다.

어쩌면, 실제로는 3단계만큼 올라선 정도로 좋아졌더라도, 환자분의 감각 자체가

> 둔해져 있는 건지도 모르겠습니다.
>
> 정말 뼛속 깊숙히, 고질화되어서 괴롭힙니다.

## 2 숨겨져 있던 증상이 나오기도 합니다.

통증이 이동하는 현상도 보입니다.
오른쪽 다리가 아파서 왔는데
오른쪽 다리가 편해지면서
이번엔 왼쪽 다리가 아파온다거나
다른 관절들이 시큰 시큰거립니다.

이런 현상을 '1등으로 아팠던 부분이 좋아지니까, 2등으로 아픈 증상이 나타난다.' 라고 설명하기도 합니다.
'숨겨져 있던 증상이 드러나는 것이다.' 라고 설명하기도 합니다.

이렇게 뒤에 나타난 증상들도, 점차 회복됩니다.

## 3 오한惡寒이 오기도 합니다.

양기陽氣가 회복되면서 나타나는 일시적인 증상입니다.

## 3. 명현현상은 실재합니다.

이렇게 제 임상경험으로 보자면, 정상적 생태 반응으로서의 명현현상은 실재합니다.

마치, 헌집을 청소할 때, 먼지를 털어내고 때를 벗겨야 집이 깨끗해지는 것처럼, 녹슨 기계가 다시 움직이기 시작할 때, 녹이 떨어져나가고 마찰로 삐그덕거리는 소리가 나는 것처럼…

몸에서도, 그동안 내 몸을 괴롭혀왔던 적군들(독소毒素 및 사기邪氣 등)이 물러가고, 내 몸의 원기元氣가 회복되는 상황이 명현현상으로 나타납니다.

물론, 부작용과는 구별되어야 할 것이며, 악용되는 일이 있어서는 안되겠습니다.

> 명현현상을 인정하는 견해 중에도, 명현현상이라는 것이 부작용의 일부일 뿐이고, 다만, 부작용 중에 긍정반응에 해당하는 것이라고 말씀하시는 분들도 있습니다.
>
> 그러나, 일반적으로 부작용이라는 단어는 부정적인 의미로 많이 쓰이기 때문에, '부작용의 일부다'라고 얘기하는 것은 명현현상에 대한 오해를 불러일으키기 쉬운 것 같습니다.
>
> 부작용이라기보다, (병이 낫는 동안) '부수적으로 나타나는 현상'정도라고 하는 것이 실제 명현현상의 의미에 가까울 것입니다.

## 맺음말

# I.

서상원한의원은 작은 한의원입니다. 진료기간도 10여년 된 한의원으로 그리 오래되지 않았습니다.[53] 짧은 시간이었지만, 이 책에 모은 사례들은 비교적 다양합니다.

책의 처음에 등장하는 손톱발톱질환부터 시작해서 전립선, 만성골반통증 증후군, 부인과질환, 갱년기질환, 퇴행성관절염, 디스크, 협착증, 오십견, 중풍후유증, 두통, 어지럼증, 부종, 피부염, 탈모 등 매우 다양한 편입니다.[54]

소규모 한의원에서 어떻게 이렇게 다양한 질환을 볼 수 있는 걸까요. 게다가 치료성과도 양호한 편입니다. 이유를 생각해보자면, 그것은 '한의학의 특성 때문이다' 라고 말할 수 있겠습니다.

한의학에서는 치료의 방향을 병명病名을 쫓기보다는 환자의 병든 장부의 기능을 회복시켜주는 데에 초점을 맞추고 있습니다.[55]

그래서, 한 가지 침법이나, 한 가지 처방으로 여러 가지 질환에 적용이 가능합니다.

---

53) 2025년 현재는 벌써 20년이 된 한의원입니다.
54) 사진으로 보여줄 수 있는 것만 실은 것이니, 싣지 못한 사례까지 얘기를 한다면 실제로는 더 다양한 질환을 보고 있습니다.
55) ☞ 병들어 있는 비경락과 간경락의 치료를 통해, 연관있는 비뇨생식계 문제, 발톱문제, 더 나아가 척추관련, 뇌척수 관련 문제까지 해결이 되거나 도움이 되는 사례들을 이 책 전반부에서도 확인했습니다.

예를 들면, 방광정격膀胱正格이라는 침법을 통해서, 방광의 기능을 회복시키는 동시에, 관련된 두통, 요통, 슬통, 더 나아가 정신신경 계통의 질환에까지 응용이 가능합니다.

또한, 담음痰飲으로 나타나는 두통, 위장 장애, 심폐기능 저하, 요통 등의 여러 가지 병명의 질환을 담음을 풀어주는 처방을 통해서 해결해나갈 수 있습니다. (☞장부의 기능을 회복시키는 데에 방해꾼으로 작용하고 있는 담음이라는 녀석을 해결하는 것입니다.)

기원전에 이미 고안된 피타고라스의 정리가 수학 교과서에서만 머물러있는 것이 아니고, 건축을 비롯해서, 우주선을 만드는 데에까지 활용되고 있는 것과 닮아 있습니다. 수학공식 몇 개로 복잡해 보이는 많은 응용문제들이 풀리는 것과 유사합니다.

이런 한의학의 특성이자 장점 때문에, 가깝게는 감기에서부터, 멀게는 중증 질환에까지 응용이 가능한 것입니다.

이렇게 다양하게 응용의 가능성이 많은 한의학인데, 실제 환자분들이 한의학적 치료를 '충분히' 받고 있는 경우는 거의 없는 것 같습니다. 특히, 중증 질환의 환자들은 더욱 그렇습니다.

그 이유를 생각해봅시다.

1. 치료의학으로서의 한의학이 TV 등 매체에 소개되는 경우가 거의 없습니다.[56]
2. 그래서, 일반인들이 한의학적 치료로써 어떤 질환들이 치료 가능한지 잘 모릅니다.
3. 게다가, 앞서 본문에서 잠시 언급을 한 것처럼, 중증 질환일수록 환자분들이 대학병원 등에 다니다 보면, 한의원에 오던 발길이 끊어집니다. 대학병원 의사들이 환자들로하여금 한의원에 가지 못하게 하기 때문입니다.[57]
4. 그밖에 한의원치료에만 실손보험이 적용되지 않는 등의 제도적인 문제가 큰 것 같습니다.

양의학적 처치를 계속 받아야하는 중증 질환의 환자분들도, 한의학적 치료를 병행하는 경우 치료에의 예후가 훨씬 좋은 경우가 많습니다.[58]

양의사가 의학의 주류를 차지하고 있고, '한의원에 다니면, 큰일 난다'고 말하는 양의사들이 대부분인 현실에서, 중증 질환의 환자분들이 한의원에서 '꾸준히' 치료받을 수 있기가 쉽지 않습니다. 뭔가 변화가 있기를 희망합니다.

---

56) 한의사는 주로 예능프로그램에만 나오는 것같습니다. 'ebs명의' 같은 프로그램에 한의학이 나온 경우를 본 적이 없습니다.

57) ☞ 21세기 대한민국에서는 대학병원 의사들의 말은 환자가 듣기에는 신의 말씀과 같습니다. 주님의 말씀과 같습니다.

- 하루종일 1분도 못잔다던 중증의 불면증 환자가 한의원을 다니면서 깊은 잠을 자게 되었어도, 대학병원의사들의 한마디면 한의원치료를 의심합니다. '한의원 다니지 말라던데~' 실제로 이 환자는 수 년을 한의원에 발길을 끊으셨습니다. ( 나중에 다시 오셨습니다. )

- 수 년간 고생하던 퇴행성관절염환자가 한의원을 다니면서 쪼그려 앉을 수 있게 되었습니다. 역시 '한의원 오래다니면 큰일난다던데~' 라고 발길을 끊습니다.

- 발등이 띵띵 붓고 아파서 고생을 하는 환자가 한의원에서 치료받고, 발에 붓기가 싹 가라앉았습니다. 그러나, '병원에서 한약먹으면 큰일난다던데…'

이런 사례가 한의원에서는 일상다반사입니다.

58) 이 책에서도 여러 사례를 소개해 드렸습니다.

애초에 이 책에는
서상원한의원 홍보의 목적이 담겨 있었습니다.
그리고 한의학 홍보의 목적이 담겨 있었습니다.

일반인들이 '이런 것도 한의학으로 치료가 되는 거였구나'라고 알게 되고
한의학에 친숙함을 느끼는 데에, 이 책이 도움이 되었으면 좋겠습니다.

## Ⅱ.

이책의 사례중에는 난치환자들의 사례가 꽤 있습니다.
- 심각한 우울증 환자의 우울증약을 끊은 얘기
- 죽고싶을 만큼 괴로운 만성골반통증증후군 환자
- 한쪽으로만 나는 땀
- 수족냉증
- 20대 여성 전두탈모
- 탈육증脫肉症
- 자반증
- 대형병원에서 포기한 건선환자
- 대형병원에서 포기한 한포진환자
- 전립선 암환자의 PSA수치[59]가 수개월만에 20.56에서 0.5까지 내려갑니다.

이런 난치질환 환자들이 어떻게 몇 평되지 않는 작은 한의원에서 좋아질 수 있었을까요. 기적이 일어난걸까요?

---

59) ☞ 혈청 PSA(prostate-specific antigen)는 전립선암 진단의 가장 중요한 종양표지자로서, 일반적으로 PSA가 4.0 이상이면 조직 검사를 하게 됩니다.

그렇지 않습니다. 단지, 동네 한의원에 발걸음을 했기 때문입니다. 그리고, 한의사 원장의 지도하에 꾸준히 치료를 받았기 때문입니다.

한의원으로 발걸음을 옮겨보는 것으로써, 어쩌면 평생 고생 시키고 절망을 주던 난치질환이었던 것이, 또는 고질병이었던 것이 차차 내가 견딜수 있을 만큼이 되고, 점점 나에게서 떠나가게 될지도 모를 일입니다.

물론 한의원에 다닌다고 해서 '모든 병이 다 나을 수 있다'라고 말씀드리는 것은 아닙니다. 대형병원에서 난치질환이라거나 치료할 수 없는 병이라고 할 정도면 대개가 쉬운 질병은 아닙니다.

그러나, '등잔밑이 어둡다'는 속담처럼 집근처 한의원에서, 생각지도 못했던 해결책을 찾을 수도 있는 일입니다.

끝으로, 바둑을 좋아하시는 환자 한 분의 말씀을 소개하면서 글을 마치겠습니다.

> 바둑도 그렇고, 변호사들도 그렇고, 의사들도 그렇고요.
>
> 답이 있긴 있는데…
> 해결책이 있긴 있는데…
> 그걸 못 찾아서 사람들이 힘들어한단 말예요.
>
> 그걸 찾는 게 실력인 거고요.
>
> - 바둑도 여러 가지 길 가운데서 해결책이 있는 것이고,
> - 변호사도 이 사건을 어떤 법리를 가지고 따지고 들 것이냐!
> - 무릎 아픈 것도 같단 말예요.
> 어떻게 어떤 방향으로 치료를 하느냐에 따라, 되고 말고가 정해지는 것처럼요.